**호스피스로
삶을 마무리하는 사람들**

**일러두기**

- 불필요한 오해를 피하기 위해 환자들이 인터뷰에서 얘기한 특정 병원이나 진료기관, 의사나 약사, 의약품, 식품 등은 구체적인 이름을 생략하거나 수정 표기했습니다. 또한 환자와 가족의 목소리를 생생하게 전달하기 위해 인터뷰 내용은 구어(口語)로 표기했음을 밝혀둡니다.
- 이 책은 한국연구재단의 연구 과제 [질병체험 내러티브 데이터베이스 구축을 위한 다학제적 연구: 언어학적 연구 방법론을 기반으로]를 수행한 질병체험이야기 프로젝트의 결과물을 재구성했습니다.

## 호스피스로 삶을 마무리하는 사람들

**초판 발행** 2015년 9월 20일

**지은이** 질병체험이야기 연구팀 / **펴낸이** 김태헌
**총괄** 임규근 / **책임편집** 박채령 / **기획편집** 신미경 / **교정교열** 이헌건 / **디자인** 이석운, 김미연
**영업** 문윤식, 조유미 / **마케팅** 박상용, 서은옥 / **제작** 박성우

**펴낸곳** 한빛라이프 / **주소** 서울시 마포구 양화로 7길 83 한빛빌딩 3층
**전화** 02-336-7129 / **팩스** 02-336-7124
**등록** 2013년 11월 14일 제 2013-000350호 / ISBN 979-11-85933-25-2 13510

한빛라이프는 한빛미디어㈜의 실용 브랜드로 나와 내 아이, 우리의 일상을 환히 비출 수 있는 책을 펴냅니다.

이 책에 대한 의견이나 오탈자 및 잘못된 내용에 대한 수정 정보는 한빛미디어㈜의 홈페이지나 아래 이메일로 알려주십시오. 잘못된 책은 구입하신 서점에서 교환해 드립니다. 책값은 뒤표지에 표시되어 있습니다.
한빛미디어 홈페이지 www.hanbit.co.kr / **이메일** ask_life@hanbit.co.kr

Published by HANBIT Media, Inc. Printed in Korea
Copyright ⓒ 질병체험이야기 연구팀 & HANBIT Media, Inc.
이 책의 저작권은 질병체험이야기 연구팀과 한빛미디어㈜에 있습니다.
저작권법에 의해 보호를 받는 저작물이므로 무단 복제 및 무단 전재를 금합니다.

지금 하지 않으면 할 수 없는 일이 있습니다.
책으로 펴내고 싶은 아이디어나 원고를 메일(writer@hanbit.co.kr)로 보내주세요.
한빛미디어㈜는 여러분의 소중한 경험과 지식을 기다리고 있습니다.

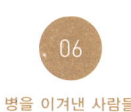

06

병을 이겨낸 사람들

# 호스피스로 삶을 마무리하는 사람들

**질병체험이야기 연구팀** 지음

한빛라이프

**여는 글**

## 호스피스·완화의료를 선택한 이웃들의
## 100퍼센트 리얼 스토리

사람은 누구나 살아가면서 크고 작은 질병을 경험하고, 이러한 경험은 개인의 삶과 가족의 생활, 사회활동에 많은 영향을 끼치게 됩니다.

일반인들이 '질병'을 경험하며 얻을 수 있는 정보는 대부분 의학적·치료적 관점의 내용입니다. 하지만 질병은 의학적 연구와 치료 대상인 동시에 환자와 환자 가족 입장에서 보면 매우 개인적이고 주관적인 경험입니다. 따라서 질병을 앓는 사람 입장에서는 같은 질병을 경험한 다른 환자들의 이야기가 듣고 싶지만, 현실적으로 이런 기대를 채우기는 매우 어렵습니다. 오히려 검증되지 않은 정보들이 다양한 매체를 통해 유통됨으로써 자칫 잘못된 정보로 인해 더욱 큰 고통을 겪을 수도 있습니다.

질병을 체험한 사람들의 이야기를 녹취·전사해서 전문가들이 분석하고, 이를 바탕으로 검증된 정보를 웹사이트를 통해 대중에게 제공하는 프로젝트를 처음 시작한 것은 영국 옥스퍼드대학교 DIPEx(Database of Individual Patient Experiences) 연구팀입니다. 2001년, DIPEx 연구팀이 이 프로젝트를 처음 시작한 뒤 독일과 일본에서 같은 프로젝트를 시작했고, 이어서 우리 연구팀이 한국연구재단의 지원을 받아 세계에서 네 번째로 이 프로젝트를 수행하게 되었습니다. 현재 전 세계 10개국에서 프로젝트를 수행하면서 그 결과물을 웹사이트를 통해 제공하고 있으며, 참여 국가는 점점 늘어나고 있는 추세입니다. 지난 2012년에는 각국 연구팀의 정보 공유와 공동 연구를 위해 DIPEx 인터내셔널(http://www.dipexinternational.org)을 설립했으며, 우리 연구팀은 이 기구의 창립 이사국으로 활동하고 있습니다.

'질병체험이야기 연구팀'은 질병으로 고통받고 있는 분들에게 같은 질병을 먼저 경험한 분들의 이야기를 수집, 분석, 검증해서 들려드리기 위해 인문학, 의학, 간호학, 가족치료학, 컴퓨터공학 등 다양한 분야의 전문가들로 구성했습니다. 우리 연구팀은 2009년부터 5년 동안 한국연구재단의 지원을 받아 당뇨병, 위암, 유방암, 우울증, 치매, 호스피스·완화의료를 경험한 분들과 그 가족의 질병체험 이야기를 녹취·전사해서 내러티브 데이터베이스를 구축하고 분석했으며, 이를 바탕으로 〈병을 이겨낸 사람들〉 시리즈를 출판하게 되었습니다.

이 책이 출판되기까지 많은 분의 도움과 헌신적인 노력이 있었습니다. 먼저 자신과 가족의 질병을 다른 사람에게 공개하는 것이 결코 쉬운 일이 아님에도 불구하고, 기꺼이 녹음기나 캠코더 앞에서 자신들의 경험담을 들려주신 분들이 있었기에 이 책이 나올 수 있었습니다. 같은 질병으로 고통을 겪고 있는 환우들을 위해 기꺼이

나서주신 분들께 이 자리를 빌려 다시 한 번 감사의 인사를 드립니다. 이와 더불어 인터뷰 대상자를 섭외하는 데 도움을 주신 분들에게도 감사드립니다. 개인적으로 도움을 주신 분도 많았고, 의료인, 환우회, 의료기관들도 적극적으로 도움을 주었습니다. 그 많은 분의 이름을 일일이 열거하지 못해 송구할 따름입니다.

특히 2009년부터 5년 동안 '질병체험이야기 프로젝트'에 헌신적으로 참여한 공동연구원과 전임연구원, 연구보조원 그리고 전사에 참여한 학생들에게 깊은 감사를 드립니다. 부족한 연구비 때문에 공동연구원들은 얼마 되지 않는 연구활동비마저 연구비로 내놓았고, 전임연구원들은 인터뷰 대상자가 있는 곳이면 전국 어디든 무거운 장비를 들고 찾아가 인터뷰를 하고 많은 시간을 들여 분석 작업을 수행했습니다. 이처럼 수많은 연구 참여자가 투철한 소명 의식을 갖고 희생적으로 참여한 덕분에 이와 같은 결과물이 나올 수 있었습니다.

마지막으로 '질병체험이야기 프로젝트'의 재정적인 기반을 제공해주신 한국연구재단과 이 책이 출판될 수 있도록 도와주신 한빛미디어 관계자들, 특히 김태헌 대표이사님과 박채령 팀장님께 깊이 감사드립니다.

이 책이 질병으로 고통받고 있는 분들께 소중한 정보와 따뜻한 위로가 되고, 질병 극복에 대한 희망을 드릴 수 있길 바랍니다.

질병체험이야기 연구팀<br/>
연구책임자 강창우

**감수 글**

## 두려움과 절망을 넘어선
## 미안함과 고마움 그리고 사랑

    호스피스가 우리나라에 소개된 지도 어느덧 50년이 되었고, 2015년 7월부터는 말기 암 환자에 한해 건강보험이 적용되고 있습니다. 그럼에도 호스피스·완화의료는 여전히 일반인들에게는 낯선 용어입니다.

    생로병사(生老病死)는 자연의 순리입니다. 이를 잘 알면서도 사(死)를 피하고 싶은 것이 숨길 수 없는 인간의 본성입니다. 이 책은 치명적인 질병으로 뜻하지 않은 죽음을 맞이하게 된 말기 암 환자들과 가족들의 진솔한 이야기를 엮은 것입니다. 죽음을 앞에 두고 자신을 드러내는 일이 쉽지 않았을 테지만, 다른 환우와 가족들에게 작은 도움이라도 되고자 인터뷰에 응해주신 이들의 소망과 사랑으로 빚어진 책인 셈입니다.

    말기 암 진단을 받는 순간의 두려움과 절망감은 물론 삶에 대한 후회와 애착, 가족들에 대한 미안함과 고마움, 긴 유병기간으로 인한 치료비 부담 및 의료진에 대한 바람까지, 현실적이면서도 솔직

한 이야기가 읽는 이의 가슴을 뭉클하게 합니다.

또한 이 책은 늦게나마 자의반 타의반으로 접하게 된 호스피스·완화의료를 통해 존재의 의미, 화해와 용서, 고통 속에서도 현실적인 소망과 희망을 찾아가는 지혜를 보여주는 '꽃보다 아름다운 사람들'의 이야기입니다. 그리고 말기 암 환자와 그 가족들에게 무의미한 연명 치료 대신 호스피스·완화의료라는 또 하나의 선택이 있음을 알려주는 책, 일상의 소중함을 일깨워주고 자신과 주위를 돌아보게 하는 잔잔한 힘이 느껴지는 책이기도 합니다.

어려운 상황에서도 인터뷰에 응해주신 환자와 환자 가족들 그리고 인터뷰 대상자 섭외를 위해 애써주신 분들에게 감사드립니다. 또한 전문가 인터뷰를 통하여 호스피스 완화의료에 대해 의학적 관점에서 알기 쉽게 설명해주신 한국호스피스완화의료학회 이창걸 이사장님께도 이 자리를 통해 감사의 말씀을 드립니다.

고려대학교 구로병원 완화의료센터장
최윤선

**차례**

여는 글  호스피스·완화의료를 선택한 이웃들의 100퍼센트 리얼 스토리 _005
감수 글  두려움과 절망을 넘어선 미안함과 고마움 그리고 사랑 _008

## CHAPTER 01
## 얼마 남지 않았다는 말을 들었을 때

01  말하는 사람과 듣는 사람 모두 힘겨운 '통보' · · · · · · · · · · · · · · · · 015
    FAQ  호스피스·완화의료란 무엇입니까? _023
02  말기 진단을 통보받았을 때의 심정 · · · · · · · · · · · · · · · · · · · · · · · · 024
    FAQ  호스피스·완화의료 서비스를 받을 수 있는 조건은? _030
03  말기 진단에 환자와 가족은 이렇게 반응한다 · · · · · · · · · · · · · 031
    FAQ  호스피스·완화의료 서비스를 환자 스스로 결정해도 되나요? _038
04  의사 결정을 위한 정보 찾기 · · · · · · · · · · · · · · · · · · · · · · · · · · · · · · · 040
    FAQ  호스피스·완화의료 서비스를 제공하는 기관은 어떤 곳이 있나요? _044
05  호스피스를 접해본 사람들의 반응 · · · · · · · · · · · · · · · · · · · · · · · · 045
    FAQ  '사전의료의향서'에 대해 알려주세요 _059
06  건강과 균형을 찾아주는 보완대체요법들 · · · · · · · · · · · · · · · · · 060

## CHAPTER 02
## 고통을 이겨내게 하는 힘

01  신체적 고통, 통증을 조절해준다 · · · · · · · · · · · · · · · · · · · · · · · · · 065
    FAQ  말기 증상에는 어떤 것들이 있나요? _073
02  마음의 고통을 이겨내는 법 · · · · · · · · · · · · · · · · · · · · · · · · · · · · · · · 074
    FAQ  통증 조절 방법에는 어떤 것들이 있나요? _082

03 경제적 부담을 줄여줄 지원이 필요하다 · · · · · · · · · · · · · · · · · · · · · · · 083
　　FAQ　증상 완화를 위한 대체요법은 어떤 것이 있나요? _089
04 가족의 지지가 환자의 고통을 덜어준다 · · · · · · · · · · · · · · · · · · · · · · · 090
　　FAQ　말기 환자는 생의 마지막에 어떤 태도를 취해야 하나요? _095
05 원활한 투병을 돕는 의료진의 태도 · · · · · · · · · · · · · · · · · · · · · · · · · · · 096
　　FAQ　'좋은 죽음'을 맞이하기 위해 환자는 무엇을 준비해야 할까요? _102
06 자기 철학과 믿음으로 극복한다 · · · · · · · · · · · · · · · · · · · · · · · · · · · · · · 104

## CHAPTER 03
## 살아온 삶에 대한 성찰

01 화해를 통한 관계 회복에 대한 기대 · · · · · · · · · · · · · · · · · · · · · · · · · · 113
　　FAQ　호스피스·완화의료는 환자 가족에게 어떤 도움을 주나요? _119
02 지나온 삶의 의미를 되돌아보다 · · · · · · · · · · · · · · · · · · · · · · · · · · · · · · 120
03 남아있는 사람과 누리지 못한 삶에 대한 애착과 준비 · · · · · · · 129
　　FAQ　호스피스·완화의료의 활성화를 위해 어떤 노력이 필요할까요? _134

## CHAPTER 04
## 아름다운 마무리를 꿈꾸다

01 죽음을 받아들이는 태도 · · · · · · · · · · · · · · · · · · · · · · · · · · · · · · · · · · · · · · 139
02 죽음을 맞이하기 위한 준비 · · · · · · · · · · · · · · · · · · · · · · · · · · · · · · · · · · · · 145
03 가족에게 전하고 싶은 말, 유언 · · · · · · · · · · · · · · · · · · · · · · · · · · · · · · · · 151
04 말기 환자가 다른 말기 환자에게 · · · · · · · · · · · · · · · · · · · · · · · · · · · · · 158

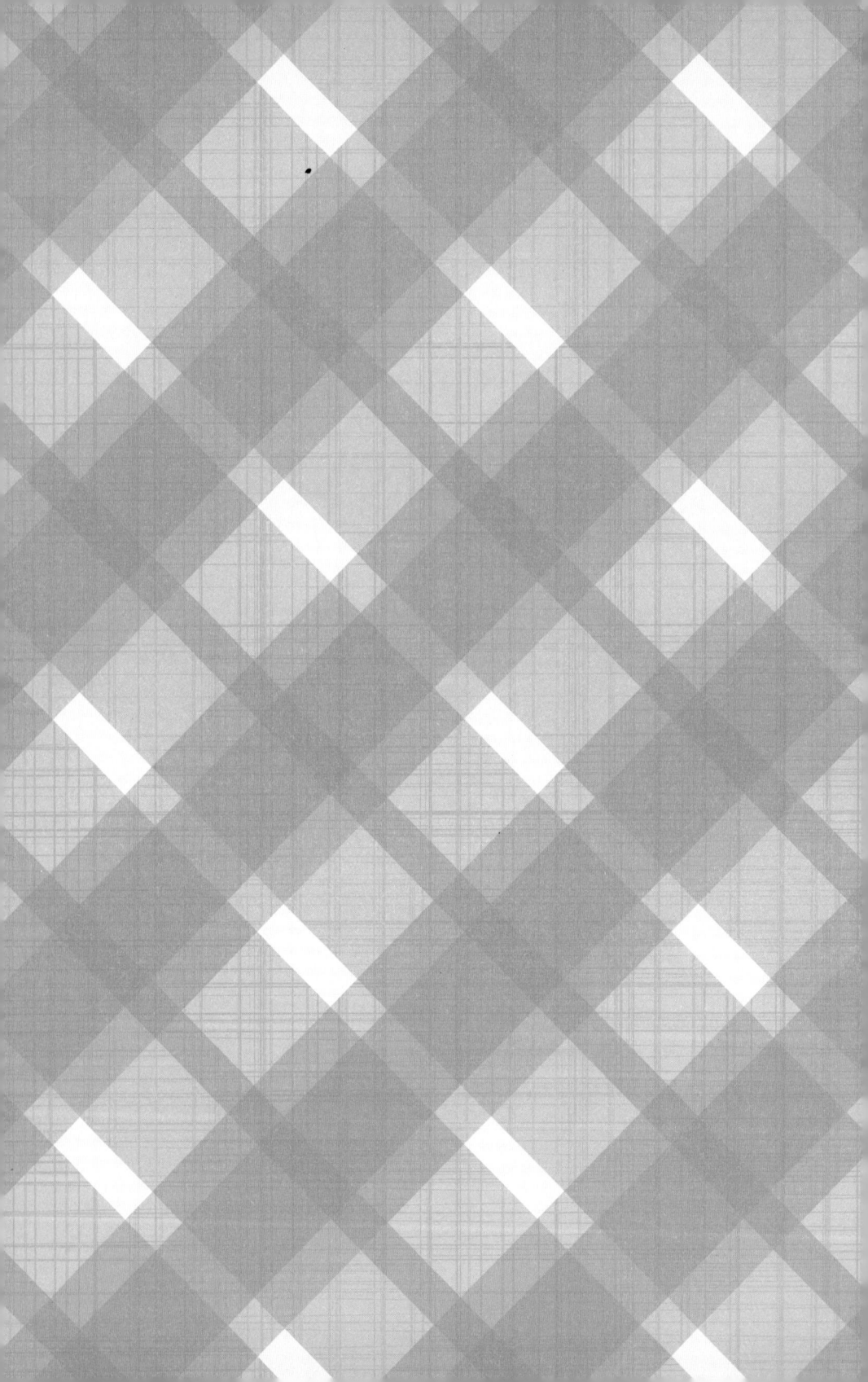

**CHAPTER 01**

# 얼마 남지 않았다는
# 말을 들었을 때

# 01 말하는 사람과 듣는 사람 모두 힘겨운 '통보'

 환자들이 의료진에게 말기 진단을 통보받는 상황은 매우 다양합니다. 오랜 투병 끝에 통보를 받기도 하고, 신체적 이상 증상으로 진료를 받다가 뜻밖의 말기 진단을 받는 경우도 있습니다.
 오랫동안 항암 치료를 하면서 투병생활을 해왔는데, 더 이상 해줄 수 있는 것이 없다는 의사의 통보를 받은 경우도 있고, 항암 치료가 너무 힘들어 스스로 포기한 경우도 있습니다. 심지어 초기 오진 때문에 치료시기를 놓친 경우도 있고, 정기적인 종합검진을 해왔음에도 불구하고 예상치 못한 말기 신난을 받은 경우도 있습니다.
 가장 이상적인 것은 환자와 가족들이 함께 의료진에게 이런저런 설명을 듣는 것이지만, 우리나라에서는 가족이 먼저 듣고 환자에게 비밀로 하는 경향이 있습니다. 환자 본인에게 알려주는 경우에도 가능한 한 그 시기를 늦추곤 합니다. 하지만 어떤 경로로 통보를 받건, 말기 진단은 환자와 가족을 매우 힘들게 합니다. 의사 역시 환자에게 직접 통보할 것인가 아닌가 하는 문제가 간단하지 않습니다.

- ☐ 교수님이 이제 손댈 게 없다고 해서 항암 치료도 포기했다.
- ☐ 통증이 너무 심해 병원에 갔다가 말기 통보를 받았다.
- ☐ 의사들이 더 이상 해줄 게 없다고 했는데도 마지막이라는 생각을 못했다.
- ☐ 항암 치료하면서 고통이 너무 심해 죽을 생각도 했다.
- ☐ 2개월 전에도 초음파 검사를 했는데, 갑자기 췌장암 통보를 받았다.
- ☐ 검사 후 보호자하고만 대화를 해서 이상했다.
- ☐ 아내와 자식들이 내 문제를 쉬쉬하는 게 기분 나빴다.
- ☐ 솔직히 얘기해준 의사가 제일 고마웠다.

## 더 이상 손댈 게 없다고 해서 항암 치료도 포기했어요

항암 치료를 30회 받았고, 방사선도 10회를 받았어요. 그렇게 치료를 받다가 뇌졸중으로 쓰러져 고생을 많이 했죠. 그런데 교수님이 "이제 손댈 게 없다." 그래서 항암 치료를 포기했어요. 퇴원을 했지만 그대로 집에 가 있으면 뻔한 거 아닙니까? 그래서 1~2개월 있다가 외래로 들어와서 "아직 이렇게 몸이 멀쩡한데 바라보고만 있을 수는 없습니다. 무슨 방법이 없을까요?" 하고 물어봤죠. 그러니까 교수님이 병원의 협력센터에 가보라고 하시더군요. 어쨌든 참 많이 울적했어요.

## 항암 치료 받으면 보름 동안 아무것도 못하고 누워있곤 했죠

2011년 4월이나 5월쯤인데, 식은땀이 많이 나더라고요. 밥 먹을 때도 식은땀이 났는데, 처음에는 그러려니 했죠. 그러다 폐 주변에 담이 걸려서 목욕탕에 가보기도 하고, 한의원에 가보기도 하고, 이런저런 진료도 받아봤는데, 아무도 그게 암이라는 걸 얘기해주지 않더라고요. 그 상태로 몇 개월 더 지냈죠. 그때만 해도 견딜 만했어요. 다른 사람의 부축이 필요할 정도는 아니었으니까요.

그러다 9~10월쯤 머리에 혹 같은 게 나서 병원에 갔더니 의사 선생님이 혹 안에 뇌종양 같은 게 있다고 그러는 거예요. 그래서 검사해봤더니 폐암 4기 판정이 나온 거죠.

제일 힘든 건 검사 과정이었어요. 거의 2주일 가까이 아무것도 못 먹고 CT니 MRI니 폐 CT니 하는 걸 다 찍었거든요. 힝암 치료도 힘들었죠. 처음 항암 치료 받고서는 거의 보름 동안 아무것도 못하고 누워있다가 다시 일어나서 생활하고 그랬어요.

## 밤에 계속 아파서
## 병원에 갔더니 말기라고 하네요

예전부터 다른 사람들보다 몸이 좀 아팠어요. 나이 드신 언니들이나 아주머니들은 눈가에 주름이 지면 "어머 나 어떡해! 눈가에 주름 생겼어!" 그러잖아요. 그런데 나는 그런 주름이 하나하나 늘어날 때마다 기뻤어요. 나이 먹는 게 좋았거든요. 남보다 빨리 갈 수 있잖아요. 그만큼 몸이 아픈 게 지겹고 싫었죠. 그런데 그때는 아픈 게 좀 심했어요. 한 3개월 정도 심하게 아팠는데, 어느 날 밤에는 견딜 수 없을 만큼 아파서 병원을 갔더니 입원을 하래요. 그리고 검사를 받았더니 말기라고 그러는 거예요.

## 의사들이 더 해줄 게 없다고 했는데도
## 마지막이라는 생각을 못했어요

어디서 어디까지를 말기라고 하는지 잘 모르겠어요. 말기라는 느낌도 없고요. 어떻게 흘러오다 보니까 말기가 되어 있더라고요. 지금 있는 요양병원이 말기 암 환자들이 거쳐 가는 곳이라는 걸 알고는 있지만, 사실 나는 말기니 뭐니 그런 걸 한 번도 느껴보지 못한 채 여기까지 온 거죠. 그래서 말기 암 환자다, 호스피스다 하는 것에 대해 별로 생각을 안 해봤어요.

여기 들어오기 전에는 대학병원에서 쭉 치료를 했는데, 어느 날 "더 이상 치료해줄 여건이 안 된다." 그러더군요. 내가 바보인지 아니면 그 대학병원이 나를 바보스럽게 연출해낸 건지 모르겠지만, 더 이상 해줄 게 없다고 했는데도 마지막이라는 생각을 갖지 못했죠.

## 처음부터 제대로 잡았으면 오래 고생하진 않았을 텐데 싶어요

처음부터 큰 병원으로 가볼 걸 하는 생각은 있어요. 몇 군데 다른 병원도 가보고……. 암이라고 하면 중한 병이잖아요. 그런데 나는 유방암을 그렇게 큰 병이라고 생각하지 않았어요. 의술이 많이 좋아졌으니까 지방에서 수술해도 괜찮겠다고 생각했죠. 실제로 그렇게 해서 좋아진 분들도 있고요. 지방에서 살고 있었기 때문에 수술하고 입원 치료를 받고 왔다 갔다 하려면 집 근처가 좋겠다는 생각도 있었죠. 그래서 처음 간 병원에서 진단받고 수술도 했어요.

그런데 지금 생각해보면 지방 병원이라서 진단이 좀 늦은 게 아닌가 싶어요. 서울 큰 병원이나 다른 병원 같았으면 암을 좀 더 일찍 찾아내지 않았을까 싶기도 하고. 그랬으면 아무래도 고생을 덜 했겠죠. 그래도 크게 원망스럽지는 않아요.

## 초음파 검사에서도 암을 못 잡았어요

국민건강보험공단에서 해주는 종합검진을 받았어요. 초음파도 함께 했죠. 그렇게 매년 정기검진을 하고 아무 이상이 없었는데 갑자기 말기라고 나온 거예요. 그러니까 애기 아빠가 나중에 그 병원 가서 "당신들 돌팔이 아냐!" 그러면서 막 따졌나 보더라고요. "검진받은 지가 언젠데, 암이 있다는 걸 어떻게 몰랐어?" 하고 의사한테 항의를 한 거죠.

## 2개월 전에도 초음파를 했는데, 이제 와서 갑자기 췌장암이라니……

평소 간이 안 좋아서 정기적으로 초음파 검사를 해요. 그런데 어느 날 오줌 색이 변해서 검사를 하러 가니까 간호사가 "당 지수가 300이 넘었습니다. 췌장암이 확실합니다." 이렇게 얘기하더라고요. 그래서 "말도 안 되는 소리 하지 마라. 2개월 전에도 이 병원에서 초음파를 했는데, 갑자기 암이라니 무슨 소리냐?" 하고 따졌죠.

그러고는 종합병원에 가서 CT 촬영을 했는데, 거기서 종양이 발견됐어요. 다행히 크기는 작다 그러더라고요. 4센티미터가 넘으면 3기 이상 4기인데 나는 1.8센티미터밖에 안 됐어요. 그러니까 수술이 가능한 상태인데, 하필이면 그 종양이 문정맥(창자간막에서 서로 합류하여 간으로 들어가는 장 속의 정맥)인가 하는 아주 중요한 혈관에 붙었답니다. 그래서 수술을 못하고 항암 치료를 했죠. 그때는 당장 죽는 줄 알았어요.

## 보호자하고만 대화를 해서
## 뭔가 이상하다고 생각했어요

배가 너무 불러서 도저히 못살겠다 싶어 큰아들하고 병원에 갔죠. 의사가 아들하고 의논해서 췌장을 끝까지 진찰해보자고 하더라고요. 그런데 진찰 끝나고 나서 과장이라는 분이 오더니 아들만 들어오라는 거예요. 그래서 '이상하다. 내 병이 그렇게 위중한가?' 하고 걱정을 했죠.

그러고는 아들이 진찰실을 나와서 원자력병원으로 가자고 하더군요. 거기서 내 평생 처음으로 머리끝부터 발끝까지 모든 검사를 다 했어요. 검사받느라고 거의 3일을 꼬박 굶었는데, 다 참았죠. 그런데 검사가 끝나고 물어보니까 온몸에 암이 다 퍼졌다는 거예요.

## 집사람이나 자식들이
## 쉬쉬하는 게 기분 나빴어요

나도 눈치가 있으니까 수술도 못하고 그러는 걸 봐서 내 병이 어느 정도인지 대충 짐작을 하고 있었어요. '이제 올 데까지 왔구나.' 그런데 집사람과 자식들이 정확하게 얘기를 안 해주고 지기들끼리 수군수군하면서 나한테는 쉬쉬하는 게 좀 기분이 나빴어요. 사실 간호사나 의사가 환자에게 몸 상태에 관해 솔직하게 얘기해줄 의무가 있는 사람들은 아니잖아요?

지난 4월에 처음 병원에 가서 사진을 찍었는데, 척 봐도 중병이

더라고요. 식도암이었죠. 그러고는 항암 치료를 20차나 받았는데, 별 차도가 없었어요. 그래서 '이제 내 스스로 순응해서 받아들여야겠구나.' 하고 생각했죠. 아직 가족들한테도 이 얘기는 안 했어요. 시간이 좀 더 흐르면 얘기를 해야죠. "너희들은 내가 아무것도 모르고 있는 줄 아는데, 나도 알 만큼 다 안다. 너희들끼리 숙덕거리지 마라." 하고요.

## 솔직히 얘기해주는 의사가 제일 고마웠어요

의사가 와서 그러더라고요. "치료를 안 하면 3개월에서 6개월을 살고, 치료를 병행하면 6개월에서 1년은 살 겁니다." 그렇게 솔직히 얘기해주던 의사가 제일 고마웠어요.

대부분의 의사들이 가족들에게만 얘기하고 환자한테는 자세한 얘기를 감추잖아요. 그래서 우리 가족들한테는 선생님이 욕을 좀 먹었죠. 가족들한테 그러지 말라고 했어요. "의사 선생님한테 뭐라 그러지 마라. 내가 바라는 게 바로 그거다. 내게 남겨진 시간을 알아야 뭔가 마음의 정리도 하고, 놓을 것도 놓지 않겠느냐."

## 호스피스·완화의료란 무엇입니까?

환자를 치료할 때는 대부분 '완치'를 목표로 끝까지 치료하지만 궁극적으로 완치가 되지 않는 환자도 있습니다. 대표적인 것이 말기 암 환자들입니다.

마지막을 향해 가는 말기 암 환자들에게는 여러 가지 고통이 따릅니다. 이런 분들이 돌아가실 때까지 최대한 고통을 덜 겪도록 해드리고 인간으로서의 존엄성을 지킬 수 있도록 돌봐드리는 것이 호스피스·완화의료입니다.

한마디로 완화의료의 목표는 환자의 육체적인 고통뿐만 아니라 정신적, 사회적, 경제적, 영적 문제까지 함께 돌봐드리는 것입니다. 이와 더불어 환자가 돌아가신 뒤 남겨진 가족들의 슬픔까지 돌봐드리는 것 역시 호스피스·완화의료의 목적 중 하나입니다.

## 02. 말기 진단을 통보받았을 때의 심정

의료진에게 말기진단을 통보받은 환자들은 그 상황을 쉽게 받아들이지 못합니다. 많은 환자들이 더 이상 치료할 방법이 없다는 사실에 서운함을 느끼기도 하고, 어떤 사람은 '하필이면 왜 나야!'라며 자신의 죽음이 임박했다는 소식을 부정하거나 원망하며 분노하기도 합니다. 반면에 사람은 누구나 한 번은 죽어야 한다고 생각하며 이 사실을 담담하게 받아들이고 이후 과정을 준비하는 환자도 있습니다. 심지어 그 상황을 감사하게 여기는 사람도 있고, 의술로 끝까지 희망의 메시지를 찾아내려고 애쓰는 사람도 있습니다.

- ☐ 언젠가는 한 번 가야 되는 길이라고 생각하니까 큰 충격은 없었다.
- ☐ 신앙이 있었기 때문에 의연할 수 있었다.
- ☐ 오히려 편안하고 감사했다.

☐ 죽고 싶다는 생각 말고 다른 생각은 안 들었다.
☐ 왜 나만 이런 전쟁을 하나 그런 생각이 들었다.
☐ 이틀 동안 잠도 못 잘 정도로 죽는 게 두려웠다.
☐ 단 1퍼센트라도 희망이 있기를 바랐다.

## 언젠가는 한 번 가야 되는 길이잖아요

내 나이가 이제 여든세 살이에요. 살 만큼 살다 가는 거죠. 그래서 큰 충격은 없어요. 그래도 자식들한테는 미안하네요. 폐만 끼치다 가는 것 같고, 해준 것도 없고.

## 주변에서 걱정을 많이 했지만 신앙 덕분에 의연했어요

아는 분들이 걱정을 많이 해주셨죠. 하지만 저는 신앙이 있기 때문에 의연했어요. 그 전부터 항암 치료를 받았고, 그런 과정에서 많은 사람들이 도움을 주셨고, 저를 사랑해주시는 분들도 많았죠. 저도 갈급하니까 하나님 앞에 더 간절하게 매달려서 기도했어요. 그러면서 마음이 엄청 편안했어요. 제가 걸린 병이 위중하다, 가볍다 그런 생각은 안 들었고, 그냥 나을 거라는 희망을 늘 가지고 있었죠. 실제로 지금 수치상으로도 많이 좋아지고 있어서 참 감사해요.

## 두려운 마음이 없었어요

암 수술 받으러 갈 때 우리 딸들이 눈물을 흘리고 그랬는데 나는 속으로 '맹장 수술보다 조금 더 아프겠지 뭐.' 이런 생각을 했어요. 옛날에 맹장 수술을 받았는데 하나도 안 아팠거든요. 그래서 겁도 안 나고 무섭지도 않았어요. 그러니까 올케들이 "편안하게 수술하러 들어가는 거 보니까 괜찮겠다."라고 하더군요.

## 정말 편안하고 감사해요

예전에는 하나님을 막연히 붙잡고 있었지만, 이젠 아니에요. "당신은 얼마 살지 못한다." 하는 진단을 받았는데, 오히려 정말 편안하고 감사했어요. 그래서 '아, 이게 하나님이구나. 이게 예수님이구나.' 했어요. 신앙 생활한 지 10년이 넘었으니까, 오래됐죠.

## 지금 죽어도 여한이 없어요

벌써 내 나이가 여든이 다 됐어요. 자식들도 다 길러놨으니까 이제 죽어도 여한이 없어요. 그런데 내 병을 몰랐을 때는 답답했어요. 자식들도 제대로 안 가르쳐주고. 원자력병원까지 갔다 온 다음에 알려주더라고요. 그때는 정말 후련했죠.

### 울면서
### 아무 소리도 않고 나왔어요

죽고 싶은 마음밖에 없었죠. 아무런 가능성이 없다는데, 더 할 말이 뭐가 있겠어요? 퇴원을 언제 하냐니까 "퇴원은 알아서 하세요." 그러더라고요. 그냥 울면서 아무 소리도 않고 나왔어요.

### 삶을
### 포기하게 돼요

'세상이 왜 나한테만 이런가. 왜 나만 이런 전쟁을 치러야 하나?' 그런 생각이 들어요. 그러고는 자꾸 삶을 포기하게 돼요. 형제나 부모가 모두 제 걱정을 해주지만, 어쩔 수가 없네요. 신앙심으로도 버티기가 어려워요.

### 이대로
### 죽어야 하나요?

"그럼 이대로 죽어야 하나요? 내가? 그냥 이렇게?" 그러니까 의사 선생님이 "손쓸 수 있는 건 다 썼어요. 다른 병원에 가셔도 마찬가지예요." 하는데 서운했죠. 쌀알만 한 임 덩어리 정도는 수술 않고도 얼마든지 고칠 수 있을 줄 알았거든요. 다 녹여버릴 줄 알았죠. 사실 따지고 보면 나도 잘못했어요. 항암 치료 받으러 몇 월 며칠에 오라 그렇게 정해줘도 밥 못 먹고, 힘들고 그래서 제 날짜에 안 가고 빠지곤 했거든요.

## 기분이 안 좋고 답답했어요

1년밖에 안 남았다는 소리를 들었을 때는 놀랐죠. 호스피스를 권했을 때는 솔직히 기분이 안 좋았고요. '지금 누워있는 여기가 내 마지막 자리인가.' 싶기도 하고 '여기서 마감을 해야 되는가. 아직 많이 활동할 수도 있고, 돌아다닐 수도 있고, 이런저런 가능성도 있을 것 같은데 그냥 여기서 죽음을 맞이해야 되는가.' 하는 생각이 들 때도 있었죠. 그럴 땐 정말 답답하고 허무하다는 생각이 들어요.

## 내 안에 있는 나를 내려놓게 해달라고 기도했어요

이틀 동안은 잠도 못 잘 정도로 죽는 것이 두려웠습니다. 그 다음 날 병원 법당에 가보니까 마침 앉을 자리가 있더라고요. 그래서 내 안에 있는 나를 내려놓게 해달라고 기도했죠. 계속 절을 하다 보니까 지나온 날이 생각나면서 슬퍼지더라고요. 그래도 어떻게 합니까? 방법이 없는 걸. 췌장암은 아예 희망이 없다는 걸 처음부터 알았죠. 그래서 지금도 '위암이나 대장암 뭐 이런 암에라도 걸렸으면 몇 년은 더 살잖아.' 그런 욕심을 부리곤 해요. 하지만 욕심이라는 게 어디 끝이 있나요? 이만큼만 해도 감사해야죠.

## 단 1퍼센트라도 희망이 있기를 바랐는데, 그것도 없대요

한숨부터 나오더라고요. 단 한 가닥이라도, 단 1퍼센트라도 희망이 있기를 바랐거든요. 교수님이 "그러면 마지막으로 이런 시도를 한번 해볼까요?" 그런 제안이라도 하실 줄 알았는데 "이제 병원에서는 더 이상 해줄 게 없어요. 퇴원하셔도 됩니다." 그러는 거예요. 기분이 울적하고 축 처지더라고요. 그래도 어쩌겠어요? 퇴원하라니까 퇴원했죠.

**호스피스 전문가의 FAQ**

## 호스피스·완화의료 서비스를 받을 수 있는 조건은?

호스피스·완화의료의 대상은 주로 임종을 앞둔 환자입니다. 임종까지 남은 기간은 길게는 6개월 정도로 보고 있습니다. 하지만 '6개월'이라는 기간이 적절하거나 올바르다고 확정해서 말하기는 상당히 힘듭니다.

일반적으로 우리나라를 비롯한 다른 나라에서 호스피스·완화의료의 도움을 받는 환자들이 마침내 죽음을 맞이할 때까지의 평균 기간이 1개월에서 3개월 정도이기 때문입니다.

하지만 전문가의 입장에서 보면 죽음을 준비하기 위해서는 6개월 정도의 기간이 필요합니다. 환자에게 주어지는 여러 가지 충격을 완화시키고, 육체적인 고통뿐 아니라 정신적으로도 인간적인 품위를 잃지 않고 죽음을 편안하게 받아들일 수 있도록 준비하려면 그 정도 시간이 있어야만 합니다.

따라서 우리는 기대 여명이 6개월 이내인 환자들을 호스피스·완화의료의 대상으로 보고 있습니다. 이를 위해 적어도 두 명 이상의 의료진이 말기 암 환자라고 판정을 내려야 합니다.

# 03 말기 진단에 환자와 가족은 이렇게 반응한다

'말기 환자'라는 사실은 환자 본인뿐 아니라 가족들도 받아들이기 힘듭니다. 우리나라의 경우, 중병에 대한 진단 통보가 일반적으로 환자가 아니라 보호자나 가족에게 먼저 전해집니다. 이에 따라 보호자나 가족들은 환자 본인에게 그 사실을 어떻게 전달할지에 대해 다양한 고민을 하게 됩니다.

실제로 의사에게 말기 진단 통보를 받은 가족들이 그 사실을 환자에게 전혀 알리지 못한 경우가 상당히 많습니다. 환자에게 말기 진단 사실을 비밀로 하는 가족들은 그 나름의 어려움을 느끼지만, 나중에 이를 알게 된 환자는 가족들에게 불만과 서운함을 느끼기도 합니다. 어떤 가족들은 말기라는 사실을 알게 된 환자가 항암 치료를 거부할 경우, 비록 다른 견해를 가지고 있을지라도 환자의 결정을 받아들입니다.

뿐만 아니라 환자에게 어린 자녀가 있을 경우, 부모의 상황을 아이들이 어떻게 받아들일지에 대해서도 많은 고민을 하게 됩니다. 그래서 어떤 환자는 아이들에게 자신의 상태를 명확히 말해주지 않기도 합니다.

- ☐ 내 식구나 자식들이 내 문제를 쉬쉬해서 기분이 나빴다.
- ☐ 남편이 병원 관계자들한테 거짓말을 해달라고 부탁했다.
- ☐ 처음에는 가족들이 나한테 안 가르쳐주려고 애를 썼다.
- ☐ 집안 살림도 정리를 해야 하는데 말을 안 해줘서 서운했다.
- ☐ 엄마가 계속 희망을 가지시라고 말을 안 했다.
- ☐ 병을 몰랐을 때는 답답했다.
- ☐ 항암 치료를 거부하고 싶으면 그렇게 하라고들 한다.
- ☐ 딸이 아직 어려서 살고 죽는 것에 대해서 잘 모른다.
- ☐ 딸에게 모든 것을 얘기했더니 내게 더 용기를 주었다.

## 병원 관계자들이 남편의 부탁을 받고 거짓말을 했어요

선생님한테 "저, 몇 기나 됐어요?" 그러니까 중간이라고 그러더라고요. 그런데 상식적으로 말이 안 돼요. 아직 중간이라면 치료해서 나을 수 있을 것 같은데 병원에서 하는 걸 보면 그렇지가 않았거든요. 알고 보니 내 남편이 병원 관계자들한테 거짓말을 해달라고 부탁을 했더라고요. "혹시 우리 애 엄마가 병에 대해서 물으면 중간쯤 왔다고 해주세요." 하고.

## 숨긴다고 숨겨지나요?

맨 처음에는 나한테 병을 안 가르쳐주고 숨기려고 애를 쓰더라고요. 하지만 그게 숨긴다고 숨겨지는 일인가요? 내가 안다고 해서 문제가 되는 것도 아니고 말이죠. 그런데도 집사람이고 자식들이고 몽땅 내 신경을 안 건드리려고 애를 많이 써요. 그러니까 나도 애들한테 "우리 아버지 잘 돌아가셨어." 그런 말 듣지 않으려고 애를 쓰죠. 마지막 종착역에서 그런 생각 이런 생각하고 있어요.

## 내 상태를 정확하게 안 알려줘서 서운했죠

집안 살림이 너저분한 게 많아서 죽기 전에 정리를 해야 되는데, 내 상태에 대해 정확하게 말을 안 해줘서 서운했죠. 미리 말을 해줬으면 버릴 거 안 버릴 기 싹 정리했을 텐데……. 이제는 집에 갈 수가 없으니 아무것도 못하고 있어요. 그게 제일 찝찝해요.

### 엄마가 계속 희망을
### 가지시라고 말을 안 했어요

엄마는 병에 걸린 뒤로 한 번도 눈물을 보인 적이 없어요. 그렇게 강한 마음을 가지고 있는데, 괜히 이야기를 하면 왠지 무너질 것 같아서 말을 못했어요. 계속 나을 수 있다는 희망을 가지고 계시라고……. 이제는 엄마도 어느 정도 생각하고 있는 것 같아요. 그래서 엄마가 어느 정도 정리를 할 수 있도록 얘기를 해드려야 될 것 같다는 생각이 들어요.

### 병을 몰랐을 때는
### 답답하더라고요

자식들이 말을 안 해줘서 내 병이 어떤 상태인지 몰라 정말 답답하더라고요. 그러다 병원을 옮기고 나서 얘기를 해주더군요. 아주 후련하고 죽어도 여한이 없을 것 같아요. 물론 환자가 자기 병을 모르면 오히려 남은 시간을 편하게 보내지 않을까 하는 그런 생각은 들어요. 병을 알고 나면 너무 신경을 쓰니까요. 하지만 나는 2남 1녀 새끼들을 다 키워놨으니까 '이제 죽어도 좋다.' 그런 마음을 먹고 있어요. 지푸라기라도 잡고 싶다, 이런 마음은 없어요.

### 가족들이 항암 치료를 안 하겠다는
### 내 결정을 따라주었어요

가족들도 지금은 항암 치료를 받지 않겠다는 내 선택을 이해하고,

100퍼센트 따라주고 있어요. 여러 환자들의 사례를 보기도 했고, 주변 사람들한테도 많이 들었는데, 항암을 하건 안 하건 결과는 똑같거든요. 항암을 하다가 죽느냐 아니면 항암을 안 하고 그냥 내 의지로 죽느냐, 둘 중 하나죠. 어차피 인생은 한 번 왔으니 한 번은 가야잖아요. 나는 도망가다가 죽음을 맞이하고 싶지는 않아요. 가족들도 이제는 내가 항암을 안 하면서 암을 이겨내기를 정말 간절히 바라고 있죠.

## 항암 치료를 거부하고 싶으면 그렇게 하래요

예전에 안 아플 때도 그런 말을 종종 했어요. "만약 암에 걸리면, 엄마는 항암 치료 같은 거 받을 생각이 없다." 그런데 진짜로 내가 암에 걸린 거죠. 그래서 아이 앉혀놓고 다시 얘기했어요. "엄마는 전부터 얘기하던 대로 항암 치료 거부했다." 하고.

그런데 눈물이 막 나오는 거예요. 병원에서 진단받고 나올 때도 안 울었는데, 남은 시간이 요만큼밖에 없다는 게 아이한테 너무 미안하더라고요. 그러니까 애가 눈물을 꾹 참는 거예요. 그러면서 엄마가 돌아가셔도 자기는 울지 않고 씩씩하게 이겨낼 테니까 원하는 대로 하래요. 그래서 고맙다고, 정말 고맙다고 그랬어요.

## ▎새로 항암 치료를
## ▎받아봤으면 하는 생각이 들어요

항암 치료를 하면서 엄청난 고통을 겪을 때마다 '이런 고통을 받으면서까지 항암 치료를 해야 하나?' 그런 생각이 들곤 했어요. 그렇게 고통을 받다가 입맛이 살아나서 밥을 좀 먹으려고 하면 또 2차 받으러 가야 되고, 사람이 곯잖아요. 그럴 때마다 항암 치료는 절대 받지 말아야지 했어요. 그런데 지금은 '항암 치료를 새로 받아 봤으면…….' 하는 생각이 드네요.

## ▎매일 전화해서
## ▎아빠 빨리 낫고 오라고 해요

아이가 자세히는 몰라도 아빠가 왜 병원에 계속 있는지는 알 거예요. 암인지 뭔지는 잘 모르지만 아빠가 아프다는 건 알고 있죠. 그래서 매일 전화 통화를 할 때마다 "아빠 빨리 낫고 와." 그래요. 애들이 좀 크면 상관이 없을 텐데, 아직 어리니까 그게 제일 마음이 안 좋더라고요. 아내도 마음에 걸리죠. 나 없이 애들 데리고 생활을 해나가야 하니까요. 물론 나을 수도 있겠지만 혹시 잘못 될 수도 있잖아요.

## ▎딸이 아직 산다는 것과
## ▎죽는다는 것에 대해서 잘 몰라요

딸애가 아직은 그런 걸 잘 몰라요. '오래 산다, 죽는다.' 그런데 "엄마가 오래 못 산다며? 그럼 나 혼자 살아야 돼? 어떻게 하지?" 그런 말을 하더라고요. 그러고는 편지를 아니 낙서를 해놨어요. '왜 나한테 이런 일이 생겼을까? 세상에 참 많은 사람이 있는데 왜 나야?'

그런데 내가 이런 얘기를 한 걸 애가 알게 되면 애가 더 나쁘게 되지 않을까요? 사실은 지금도 썩 반듯한 애는 아니거든요. 이렇게 얘기를 남기는 대신 조용히 편지라도 써놓는 게 낫지 않을까요?

## 딸은 처음부터 모든 것을 말해주었어요

내 딸은 처음부터 내 병에 대해 숨김없이 말해주고, 많은 것을 수용했어요. 그리고 "엄마는 반드시 이겨낼 수 있어. 엄마라면 이 상황에서 좌절하지 않고 이겨낼 수 있어." 그러면서 용기를 많이 심어주었죠. 지금은 내 딸이 없으면 잠을 잘 수 없을 정도로 그렇게 열심히 간병을 하고 있어요.

## 호스피스·완화의료 서비스를 환자 스스로 결정해도 되나요?

암 진단을 받은 환자는 상당히 큰 충격을 받게 됩니다. 일반적으로 '암' 그러면 곧바로 '죽음'을 떠올리게 되니까요. 그래서 의학적인 지식에 의한 도움을 받지 않고 본인 스스로 판단해서 '나는 죽을 수밖에 없구나. 그러니 치료를 아예 포기하고 바로 호스피스를 받겠다. 그래서 편안하게 임종을 맞고 싶다.' 이렇게 얘기하는 분들이 있습니다. 하지만 이런 선택은 옳지 않습니다.

우선 의학적으로 호스피스·완화의료의 대상이 되려면 전문의 두 명 이상이 '이 환자는 더 이상 완치될 가능성이 없다.'라는 것에 동의를 해주어야 됩니다. 따라서 적극적인 치료를 받으면 완치할 수 있는 길이 있을 경우에는 아무리 본인이 원해도 호스피스·완화의료를 받을 수 없습니다.

만일 암 치료 과정이 너무 고통스러울 것 같아서 그런 결정을 하신 거라면, 의학의 발달을 믿어보는 게 좋을 것 같습니다. 여전히 고통스러운 암 치료법도 있지만 그런 고통을 완화시키는 보완요법도 많기 때문입니다. 또한 주사 치료 대신 먹는 약으로 대치된 경우도 있고, 부작용이 획기적으로 감소된 약들도 많이 있습니다. 방사선 치료 역시 마찬가지입니다. 최근에는 과거에 비해 부작용이 훨씬 적어진 첨단 방사선 치료법을 구사하고 있고, 수술적인 측면에서도 최소화된 수술방법을 시행하고 있습니다.

다시 말씀드리지만, 암 치료에 대한 거부반응이나 두려움 때문에 쉽게 포기하면 안 됩니다 또한 호스피스·완화의료는 회복될 수 없는 말기 환자들만 대상으로 한다는 것을 잊지 마시기 바랍니다.

## 04 의사 결정을 위한 정보 찾기

환자와 가족은 질병에 대한 정보를 되도록 많이 얻기 위해 책과 인터넷, 지역사회 지원센터, 암정보센터 등 많은 정보망을 활용합니다. 특히 인터넷은 다면적으로 도움을 줄 수 있는 훌륭한 정보원입니다.

때로는 지역사회 복지센터를 통해 경제적 어려움을 극복할 수 있는 정보를 얻은 환자도 있습니다. 하지만 무엇보다 신뢰할 수 있는 전문가가 알려주는 정보에 대한 욕구가 클 수밖에 없습니다. 그런 점에서 담당 의사와의 대화는 무엇보다 중요합니다. 하지만 많은 환자들이 의료진과 대화할 수 있는 시간이 충분하지 않다고 말합니다.

☐ 병원 내의 진단협력센터를 통해 정보를 찾았다.

☐ 병원에 있는 다른 환자나 보호자를 통해 정보를 얻었다.
☐ '암 환자들의 모임' 같은 인터넷 카페에서 정보를 얻었다.
☐ 사회복지사를 통해 정보를 얻었다.

## 병원 내의 진료협력센터를 통해 정보를 찾았어요

교수님이 병원에 있는 진료협력센터에 가면 길이 있을 거라고 알려줬어요. 협력센터에서 호스피스 요양소를 소개해주더라고요. 처음엔 많이 울적했죠. 옛날에 그런 말을 들었거든요. '요양소'는 사람 갖다 버리는 곳이라고. 그래서 안 간다고 했어요. 집에 있을 거라고. 그러다 시간이 좀 지난 다음에 아이들이 인터넷으로 정보도 찾아보고, 집사람이 여기저기 알아보더니 어느 병원에서 보호자한테 호스피스 요양원 얘기를 다시 들은 거예요. "이런 데 한번 가봐라. 우리도 갔다 왔는데 진짜 병원이 깨끗하고, 의료진도 다 갖춰져 있고, 참 좋더라." 그래서 집사람이 지금 있는 이곳에 와서 살펴보고 선택했어요.

> **tip**
>
> **전국 호스피스완료의료 기관**
> 2015년 7월 15일부터 호스피스 입원 시 건강보험이 적용됩니다. 가정 호스피스도 곧 시행될 예정입니다. 현재 60개 곳이 호스피스 완화의료 기관으로 지정되어 운영 중이며, 자세한 기관 소개는 국립암센터에서 운영하는 호스피스 완화의료(http://hospice.cancer.go.kr) 사이트를 참고하시기 바랍니다.

## 병원의 환자와 보호자를 통해 정보를 얻었어요

엄마가 아파서 치료를 받는 동안에도 우리는 사실 암 환자 치료에 대한 지식이 별로 없었거든요. 근데 병원 생활을 오래 하다 보니까 다른 환자들이나 보호자들한테 어떤 치료법이 나은지, 자연요법은 어떤 게 있는지 이런 이야기들을 많이 들었죠. 그러니까 아무 생각 없이 병원에서 투병을 했던 게 아쉬움으로 남는 거예요. '너무 병원 생활, 병원 치료에만 치중하지 말고 공기 좋은 데 가서 좀 지내볼 걸.' 하고 후회가 됐던 거죠.

지금 생각해보면 그래요. 방사선 치료가 잘 되면 좋긴 하지만 좋은 세포까지 다 죽이는 거잖아요. 이렇게 장출혈 현상도 나타나고. 어떻게 보면 병원에서 엄마를 대상으로 실험을 한 거라고 우리 가족은 생각해요. '항암 치료하다가 안 되니까 방사선 치료로 돌려서 실험을 해본 거다.' 이렇게 생각이 들면 원망스럽기도 해요.

## 암 환자 모임 같은 인터넷 카페에서 정보를 가르쳐주더라고요

'암 환자들의 모임' 같은 인터넷 카페의 글을 보면 본인 질병에 대해 의사만큼 정보를 알고 있어야 된다고 해요. 그곳에 올라온 글을 보면 어떤 항암제를 투여하면 그게 어떤 종류의 항암제이며 어떤 부작용이 있는지 소상하게 가르쳐주더라고요. 물론 사람마다 조금씩 다르겠지만, 의사들만큼 정확한 정보를 알려고 노력하는 거죠. 최소한 무슨 약인지는 알고 맞아야 하잖아요? 많은 정보가 공유되는 곳이라 도움이 됐어요.

## 사회복지사를 통해 정보를 얻었어요

호스피스에 대해서는 전혀 몰랐어요. 그래서 모든 걸 사회복지사에게 맡겼더니 내 상황에 딱 맞는 곳을 추천해줬어요. 정말 좋아요. 고맙고.

**호스피스 전문가의 FAQ**

## 호스피스·완화의료 서비스를 제공하는 기관은 어떤 곳이 있나요?

호스피스·완화의료는 병원에서만 받을 수 있는 것은 아닙니다. 물론 병원에서 말기 진단을 통보받기 때문에 병원에서 서비스가 시작된다고 할 수 있지만, 종합병원에서 그런 서비스를 받기는 상당히 불편합니다.

가장 좋은 것은 익숙하고 편안한 각자의 집에서 호스피스·완화의료 서비스를 제공받는 것입니다. 특히 이 제도가 처음 시작된 외국에서는 가정 호스피스가 많이 활성화돼 있습니다. 하지만 우리나라에서는 아직 가정 호스피스보다 여러 기관에서 서비스하는 것이 일반적입니다.

우선 가정 호스피스를 담당하는 의료진과 간호사, 사회복지사 선생님들이 각 가정을 방문해서 서비스를 제공할 수 있습니다. 하지만 심각한 통증이 완화되지 않는다거나 너무 숨이 차서 집에 있기 어려운 경우에는 큰 병원으로 옮겨서 계속 서비스를 받을 수 있습니다. 이런 경우에는 빨리 증상을 조절해서 다시 가정으로 돌아가도록 하는 게 좋지만, 그것이 어렵다면 호스피스 요양 전문기관에 입원해서 충분한 돌봄을 받을 수 있습니다. 이처럼 종합병원과 기타 의료기관 단위의 요양기관, 가정 호스피스 등 세 개의 기관이 서로 네트워크를 이루고 필요에 따라 서로 도와가며 환자를 최대한 편안하게 돌봐드리고 있습니다.

## 05 호스피스를 접해본 사람들의 반응

다양한 분야의 전문가들로 구성된 호스피스·완화의료의 주요 목표는 말기 환자의 통증과 증상을 조절해줌으로써 삶의 질을 유지시키는 것입니다.

호스피스·완화의료 돌봄에는 독립형 호스피스와 산재형 호스피스 그리고 가정형 호스피스가 있습니다. 일반적으로 말기 환자 및 가족들은 호스피스·완화의료 병동에 대해 '죽으러 가는 곳' '버려지는 곳'이라는 생각을 갖고 있습니다. 그래서 호스피스·완화의료를 권유받으면 먼저 서운함을 느끼곤 합니다. 하지만 실제 호스피스의 돌봄을 직접 경험한 환자들은 매우 긍정적인 평가를 내립니다. 그리고 일반 병원보다 인간적인 따뜻함과 친절함을 경험했다고 말합니다.

호스피스 돌봄을 선택하게 된 계기는 다양합니다. 시한부 통보를 받은 후 항암 치료의 무의미함을 깨달은 경우도 있고, 장기적인 항암 치료에 의한 신체적 고통 때문에 호스피스·완화의료를 택하는 경우도 있습니다.

많은 환자들은 호스피스 병동에서 활동하는 자원봉사자들에 대해 많은 고마움을 느끼며 자신도 이들처럼 다른 사람을 위해 헌신하고 싶다는 소망을 밝히기도 합니다. 하지만 때로는 좋지 않은 경험을 하기도 합니다. 늘 죽음을 접할 수밖에 없는 환경 때문에 실의에 빠지게 되는 심리적인 측면과 병동의 음식이 입맛에 맞지 않는 등의 아주 실질적인 측면 그리고 병동 스태프들에 대한 불만 등 때문입니다.

☐ 호스피스 병동에 들어오면 죽어서야 나갈 수 있다고 들었다.

☐ 암 환자들이 죽을 때가 다 돼서 들어오는 곳이라고 생각한다.

☐ 죽기 직전에 들어가는 곳을 권해서 서운했다.

☐ 통증을 완화할 수 있다면 거기서부터 다시 시작해보고 싶다.

☐ 시한부 통보를 받은 상태에서 항암 치료는 무의미하다고 생각했다.

☐ 항암에 대한 공포가 너무 커서 치료를 중단했다.

☐ 말이라도 토닥토닥 해주니까 그게 좋다.

☐ 가족처럼 생각되어서 참 좋다.

☐ 자원봉사자들이 발도 씻겨주고 머리도 감겨주고 정말 고맙다.

☐ 옆 사람이 죽었을 때 충격을 받았다.

☐ 먹고 싶은 대로 못 먹어서 불편하다.

☐ 어쩔 수 없이 동의를 했지만 마음은 무척 싫었다.

## 이제는 여기가 오히려
## 우리 집처럼 편해요

지금은 괜찮지만 처음에는 진짜 무서웠어요. "일단 그곳에 들어가면 죽기 전에는 나올 수가 없다." 그렇게 들었거든요. 그런데 지금은 안 그래요. 눈이 좀 불편할 뿐, 뛰어다닐 수도 있어요. 언젠가 집으로 외출을 나갔는데, 이상하게 여기가 우리 집처럼 생각되면서 빨리 돌아오고 싶은 거예요. 여기는 길도 전부 평평해서 걸리는 게 없잖아요. 그런데 집에 가면 밖을 못 나가요. 길이 울퉁불퉁하니까 이리 자빠지고 저리 자빠지고. 이제는 여기가 진짜 우리 집처럼 편해요.

## 죽을 때가 다 돼서
## 들어오는 데라고 생각했죠

보통 '호스피스 병동' 그러면 '암 환자들이 죽을 때가 다 돼서 들어가는 데 아냐?' 이렇게들 생각해요. 나도 그렇게 생각했죠. 그런데 직접 겪어보니까 생각보다 훨씬 좋아요. 없는 말로 병원을 칭찬해 주는 게 아니에요. 환자가 그럴 필요가 뭐 있어요? 있는 그대로 얘기를 해야죠. 하여튼 생각했던 것보다 엄청나게 좋아요. 추천하고 싶을 정도로.

하지만 여기는 치료를 목적으로 오는 곳은 아니에요. 나 역시 그동안 했던 치료에 대해 후회가 많이 됐기 때문에 여길 왔죠. 사실 저는 그동안 치료받으면서 대부분 부작용을 겪었어요. 방사선, 1차 항암, 2차 항암까지 전부. 2차 항암 때는 농도를 50퍼센트로 낮췄다는 데도 못 견뎌서 계속 토하다가 결국 실려 오다시피 했어요. 그러니까 나한테 안 맞는 약을 쓴 거죠. 사실은 1차 해보고 나서 나하고 약이 안 맞는 것 같아 2차는 안 하겠다고 했어요. 그런데도 "다시 해보자. 한 번 더 해보자." 해서 2차까지 한 거죠. 그랬더니 결국 이렇게 됐어요. 2개월 만에 체중이 있는 대로 다 빠졌어요.

## 치료를 하다가 안 되니까
## 결국 여기로 보내는구나 싶었죠

처음에는 괜히 엉뚱한 얘기를 들어서 '치료를 하다하다 안 되니까 여기로 보내는구나. 이제 여기가 마지막 가는 곳이구나.' 생각했어요. 그런데 막상 와보니까 좋네요. '아, 호스피스가 이런 데구나. 내가 괜히 오해를 했구나.' 싶어요.

## 호스피스를 권하니까
## 서운하더라고요

올 여름에 항암 치료 후유증으로 장염이 와서 출혈이 좀 많았어요.

그것 때문에 집에서 쓰러졌는데, 친정엄마랑 언니랑 엄청 놀랐죠. 그 다음부터 집에 못 들어갔어요. 또 쓰러질까 봐 무서워서. 그런데 내가 다니던 대학병원 주치의가 호스피스 병동으로 가라고 하더라고요. 내가 알기로 호스피스는 죽기 직전에 들어가는 곳인데, 그런 곳을 권하니까 좀 서운했죠. 치료 방법이 없고 자신이 없으니까 떠넘긴다는 느낌이었어요.

### 죽음을 맞는 곳이라 생각하니까 무서워지더라고요

서류에 사인할 때는 몰랐는데, 동생을 데리고 막상 병실에 들어서니까 무섭다는 생각이 먼저 들었어요. '여기는 죽음을 맞는 곳인데……' 하면서 제정신이 돌아왔거든요. 분위기는 일반 병실하고 다 똑같은데, 선입견이라는 게 있잖아요. '호스피스 병동은 죽음을 맞는 곳이다.' 하는 생각 때문에 무서웠던 거죠.

### 통증을 완화할 수 있다면 거기서부터 다시 시작해보자 했죠

나는 호스피스 병원에 죽으려고 들어온 건 아니에요. 통증 완화 때문에 들어왔어요. 나는 통증이 제일 무서워요. 통증이 한 번 왔는데, 식은땀이 막 나면서 장난이 아니더라고요. '이대로 죽는 거 아닌가?' 싶을 정도로 엄청난 고통이었어요. 그래서 '일단 통증을 완화시켜준다니까 거기서부터 다시 시작을 해보자, 조그만 희망이라도 갖고 다시 시작해보자.' 하고 들어왔어요. 기력이 회복되면 퇴원을 하라고 했으니까, 퇴원해서 또 도전을 할 겁니다. 조금이나마 운동도 하고……. 살아있는 순간만큼은 내일을 위해 어떻게든 도전을 해야죠. '내일 세상의 종말이 와도 오늘 한 그루의 사과나무를 심겠다.' 그러잖아요?

### 시한부 통보를 받은 상태에서 항암 치료는 무의미하다고 생각했어요.

항암 치료를 받고 5년이든 10년이든 더 산다면 한번 받아보겠어요. 근데 3개월 시한부 통보를 받은 상태에서 항암 치료를 받는 것은 무의미하다고 생각했어요. 차라리 그동안 편안하게 지내는 게 낫겠다 싶어서 치료를 거부했는데, 난리가 났죠. 병원에서도 끊임없이 설득을 하더라고요. 젊으니까 항암 치료를 받아보라고. 퇴원하는 날을 하루 늦추면서까지 설득을 하려고 했지만 내가 거절했어요.

### 병원에서 나가고 싶어도 갑자기 쓰러질까 봐 겁이 나요

여기 온 지 1개월이 넘은 것 같아요. 그런데 나가고 싶어도 밤에 갑자기 쓰러져서 응급실에 실려 들어오게 될까 봐 무서워서 못 나가고 있어요. 그래서 나는 지금 생활이 더 나아요. 그래도 조만간 퇴원을 했다가 다시 입원해야 될 것 같아요. 병원비 때문에…….

## 통증을 잡아주니까 정말 고맙죠

여기서는 진짜로 통증을 많이 잡아줬어요. 이렇게까지 통증이 잡힐 줄은 몰랐죠. 전에 있던 병원에서는 패치에 주사를 덕지덕지 막 갖다 붙였는데, 여기서는 오히려 그걸 하나씩 떼기 시작하더라고요. 그러니 어느 누가 안 고맙겠습니까? 그것도 마약이잖아요. 그걸 조금씩 떼고, 거기에 맞춰서 약을 약하게 쓰고 그러면서도 통증을 잡아주니까 정말 고마워요.

나는 여기 오기를 엄청 잘했다고 생각해요. 일반 병원에 있었으면 더 고통스러웠을 거예요. 지금도 기억력이 떨어질 정도인데 병원에서 약을 계속 그렇게 썼으면 그나마 남은 기억력도 완전히 다 잃어버렸을 거예요. 그 병원 의사가 뭐라고 그랬냐면 "아직까지 용량이 많이 남았으니까 많이 써도 됩니다." 그랬어요. 환자 입장에서 얼마나 속상한 얘기예요?

## 항암 치료에 대한 공포가 너무 커서 중단했어요

처음에 진단을 받고 항암 치료를 했을 때는 효과가 좋았어요. 그러다 1년 만에 재발을 했죠. 3차까지는 내가 느낄 정도로 효과가 있었는데, 4차부터는 별 반응이 없더라고요. 그래서 고민을 했죠. '항암을 하면 정신적인 고통, 육체적인 고통이 말도 못할 정도인데 이걸 계속해야 되나?' 하고. 그러면서도 6차까지 했는데, 혹이 전혀 줄지가 않더라고요.

    교수님한테 "정말 너무너무 힘든데 항암을 계속해야 돼요?" 그랬더니, CT를 찍어보고 나서 "좀 쉬자." 그러시더라고요. 그래서 쉬었죠. 그런데 6개월 만에 또 재발이 됐어요. 그래서 임상 실험인가 뭔가 했는데 효과가 없었어요. 그러고 나서 항암을 3차까지 했는데도 아무런 효과가 없었고요. 그러더니 처음에 맞은 거랑 성분이 비슷한 항암제로 한 번 더 해보자는 거예요.

    예전에 항암제를 맞았을 때도 한 1주일 전부터 공포감이 말도 못했어요. 정신적인 스트레스 때문에 가족들도 괴롭히고 그랬거든요. 처음에는 그게 항암에 대한 공포 때문인 줄 몰랐죠. 몸속에 약이 들어가서 고통을 받는 것도 있지만, 정신적인 고통도 이루 말할 수가 없어요. 그게 너무 힘들어서 항암을 포기했어요.

## | 말이라도 토닥토닥
## | 그래주니까 정말 좋아요

사람들이 말이라도 토닥토닥 잘해주니까 좋죠. 금전 가지고 따지는 건 아니고요. 서로 대화도 나누고, 그러다 성질이 나거나 다투면 가서 토닥거려줘요. 아픈 사람이 여기 처음 들어오면 얼마나 힘들겠어요? 정도 안 들고. 그러니까 내가 가서 말이라도 해주고, 그렇게 정을 붙이면 한가족 같고 얼마나 좋아요? 나는 그게 좋아서 여기 오래 있고 싶은데, 맘대로 안 되네요. 그래도 한 3, 4개월이라도 여기 있었으면 좋겠어요.

## 집에 있는 것보다
## 병원에 오는 게 낫습니다

나는 병원을 선택하겠어요. 집에 가면 외롭고, 갑작스레 통증이 와도 주사 한 번 놔줄 사람도 없거든요. 병원에 들어오려면 여러 가지 입원 절차를 거쳐야 되니까 몸이 많이 아픈 환자라면 그런 것 때문에 지칠 수 있겠지만 나는 그래도 병원에 오는 게 낫습니다. 집에 있는 것보다는.

## 가족 같은
## 생각이 들어서 참 좋아요

이제는 여기가 참 좋아요. 잘해줘서 그런지는 모르겠지만, 가족 같은 생각이 들어요. 어떨 때는 퇴원하기도 싫어요. 그런데 여긴 기간이 차면 퇴원을 해야 한다고 그러네요. 할 수 없죠 뭐. 나보다 아주 안 좋은 상태로 오신 환자들이 많아요. 그럴 때는 잠을 못 자요. 지난주에는 내 상태가 영 안 좋았어요. 며칠씩 잠을 못 자고, 소리 지르고 계속 트집 잡고 그랬어요.

## 선생님들도 다 좋고
## 간호사들도 다 좋아요

움직이지도 못하는 환자들을 이리저리 끌고 다니고, 화장실도 데려다주고 하려면 얼마나 힘들겠어요? 참 고맙게 생각하죠. 밤이나 낮이나 우리 같은 사람들 때문에 고생하는 걸 보면 선생님들도 좋고 간호사들도 다 좋아요.

## 자원봉사자들이 발도 씻겨주고 머리도 감겨줘서 고마워요

우리는 힘이 없어서 머리도 못 감고 발도 못 씻는데, 자원봉사자들이 와서 다 해줬어요. 정말 고맙죠. 이렇게 사랑을 받을 수 있다는 것도 큰 복이에요.

## 봉사자들하고 많이 친해진 것도 큰 도움이 된 것 같아요

올해는 몸이 좀 괜찮아져서 많이 돌아다녔거든요. 그러면서 봉사자들하고도 많이 친해졌어요. 본인이 봉사하는 날짜 되면 일부러 오라고 해서 국화차 같은 것도 끓여주고 그러면서 굉장히 관계가 좋아지더라고요. 그것도 여기서 생활하는 데 큰 도움이 되는 것 같아요.

## 옆 병실 사람이 죽었을 때 큰 충격을 받았어요

여기 온 지 7~8일밖에 안 됐는데 벌써 죽은 사람을 세 명이나 봤어요. 옆방에서 하나, 우리 방에서 두 명 나갔거든요. 죽을 때가 되면 막 '으악' 해야 되잖아요. 아파서. 근데 어제 나가신 분은 고통이 없더라고요. 사실은 그것 때문에 내가 여기 들어오기로 한 거예요. 언니가 "거기 가 있으면 갈 때 많이 안 아프대." 그랬거든요. 그리고 스님도 계셔주실 수 있다 그러고.

그런데 옆 병실에 있던 사람이 죽어 나가는 걸 처음 봤을 때는 충격을 받았죠. 1인실에 계시던 분이었는데, 그런 게 보기 싫어서 나는 1인실에 안 가고 있어요.

## 늘 입맛에 맞을 수는 없으니까 제가 먹고 싶은 대로는 못 먹어요

집에서 생활하는 것보다는 아무래도 여기가 더 규칙적이죠. 그리고 여러 가지 도움을 받으니까 아주 편해요. 다만 내가 먹고 싶은 걸 마음껏 못 먹는 게 좀 불편해요. 아는 분들한테 사다 달라고 하기도 하고 나가서 먹기도 하고 그러지만 늘 입맛에 맞는 건 아니니까 집에서처럼 먹고 싶은 대로 먹을 수는 없죠. 여기서 오래 생활하다 보니까 여기서 나오는 음식에 대해 약간 식상했다고 할까 그러네요.

## 친하게 지내던 분이 갑자기 돌아가시면 마음이 굉장히 안좋아요

엄마는 자신이 다른 환자들에 비해 건강하다고 생각하는데, 이 병원의 특성상 돌아가시는 분을 자주 보게 되잖아요. 바로 옆 침대에서 친하게 지내던 분이 어느 순간 돌아가시고 나면 엄마 마음이 굉장히 안 좋죠. 얼마 전에도 정말 친하게 지내던 분이 돌아가셨거든요. 그때 엄마가 문득 저한테 "어차피 죽을 거면 고통 없이 빨리 죽었으면 좋겠다."라고 하셨어요.

## 옆 사람 자리가 갑자기 텅 비면 기분이 좋지는 않아요

아침마다 같이 밥 나눠 먹으면서 서로 "이거 먹어, 저거 먹어." 하던 친구가 어느 날 갑자기 실려 나가곤 해요. 그런 걸 보면 마음이 편하지 않죠. '저렇게 내 옆에서 사람이 죽는 걸 보는 게 나한테 좋은 일일까? 아무런 도움이 되지 않는 것 같은데, 왜 죽음을 자꾸 보여주나?' 그런 생각이 들면서 뭔가 자꾸 죽음의 압박을 주는 것 같아요. 그래서 이왕이면 죽은 사람을 보지 못하게, 여러 사람들에게 알리지 않고 조용히 가게끔 해줬으면 좋겠어요. 친하게 지내던 사람의 자리가 어느 날 갑자기 텅 비어있으면 기분이 좋지는 않죠.

## 필요한 것을 다 챙겨주니까 병원에 있는 것보다 불편한 게 없어요

이렇게 아파서 드러누워 있어도 불편한 게 없어요. 가끔 진통이 와서 좀 그렇긴 하지만, 진통제만 먹으면 괜찮아요. 병원에서는 1주일에 두 번씩 와서 치료를 해주고 있어요. 세 번 와달라고 하면 세 번 와주는데, 내가 두 번씩만 와달라고 했어요. 우리 아들이 약 처방받아서 오고, 나한테 필요한 건 간호사 선생님들이 다 가져다 줘요. 그래서 여기 있어도 병원에 있는 것보다 조금도 불편한 게 없어요.

## 어쩔 수 없이 동의를 했지만 마음은 되게 싫었어요

엄마가 출혈이 더 이상 안 잡히니까 할 수 없이 호스피스 병동을 선택하게 되었어요.

　여기 들어오려면 일단 "여기서 하는 것은 더 이상 치료가 아니라 완화가 목적이다. 위급한 상황이 오더라도 심폐소생술 같은 건 하지 않는다." 이런 내용에 서명을 해야 돼요. 하지만 내 마음은 당연히 마지막 끈이라도 잡을 수 있게 심폐소생술도 하고 싶죠. 하지만 '이미 가족들하고 이모들하고 다 얘기를 나눈 거니까 마음의 준비를 하고 받아들여야 한다.'라고 생각했기 때문에 어쩔 수 없이 동의를 했어요. 그런데 마음은 되게 싫었어요.

## 항생제도 투여하지 말고 영양제도 하지 말라고 서류를 작성했죠

호스피스 병동에 오기 전부터 나는 항생제나 영양제 그런 걸 안 하고 싶었어요. 그걸 어떻게 거절하나 고민을 하고 있었는데, 여기 오니까 그걸 안 맞겠다는 걸 서류로 만들어서 주더라고요. 그래서 다 사인했죠. 나는 항생제도 투여하지 말라고 그랬고, 영양제도 안 했으면 좋겠다고 했어요. 심폐소생술도 안 하겠다고 하고. 그랬더니 애기 아빠가 막 난리를 치더라고요. 그래서 차근차근 설명을 했더니 이해해주더라고요. 그래서 모든 항목에 대해 보호자 사인까지 받았어요.

**'사전의료의향서'에 대해 알려주세요**

호스피스·완화의료를 받기 전에 먼저 '사전의료의향서'라는 것을 드립니다. 그 내용은 '마지막 순간 호흡곤란이 왔을 때, 적극적인 기도 삽관이나 심폐소생술 등의 고통스러운 연명 치료를 받지 않겠다.' 하고 약속하는 것입니다. 만약 연명 치료를 포기한 것이 걱정되거나 두렵다면 언제든지 다시 변경할 수 있습니다. 그러나 궁극적으로는 호흡 연명 치료가 오히려 환자들에게 많은 고통을 주고, 결국은 고통스러운 기간을 연장하는 것일 뿐이라는 사실을 충분히 설명해드리면 걱정되거나 두려운 일은 좀 줄어들게 됩니다.

사전의료의향서는 원칙적으로 환자 본인에게 충분한 설명을 하고, 동의를 받은 다음 가족들의 동의도 함께 받게 됩니다. 그러나 만일 환자가 의식이 없거나 보호자가 필요한 그런 상황이라면 법적으로 인정되는 보호자가 대리로 서명을 할 수 있습니다.

## 06. 건강과 균형을 찾아주는 보완대체요법들

대체의학은 질환의 원인이 무엇이며 어떻게 하면 정신적·육체적으로 건강과 균형을 되찾을 수 있는지에 대한 이론과 실천을 모두 포함합니다.

말기 암 환자에게 효과가 있는 수기요법으로는 피부자극과 마사지, 진동요법, 체위와 운동 등이 있습니다. 이는 환자들의 통증과 불안을 감소시키고 근육 강직이 있는 환자들에게 도움이 됩니다. 심리적 안정을 위해서는 이완 및 호흡, 명상, 음악 치료, 아로마테라피, 미술 치료 등이 있습니다. 이런 대체요법은 대부분 완화의료팀에 의해 제공됩니다. 어떤 환자는 가족과 함께 호스피스 병동에서 제공하는 보완대체요법을 하면서 가족과의 관계를 새롭게 발견하기도 합니다.

- ☐ 딸이랑 함께할 수 있는 미술 치료 프로그램을 해본 적이 있다.
- ☐ 내가 그린 그림을 보고 딸이 감동했다.
- ☐ 예쁜 꽃을 사다가 심었다.
- ☐ 연예인들이 위로공연을 좀 많이 해줬으면 좋겠다.

## 딸이랑 함께 미술 치료 프로그램을 해본 적이 있어요

딸이랑 함께 미술 치료 프로그램을 해본 적이 있어요. 괜찮더라고요. 딸이랑 같이 미술작업을 하고 나면 그걸 보면서 상담사가 심리상태를 파악하고, 어떤 부분이 잘못되고 있고, 어떤 부분에 더 보완을 해야 되는지 그런 얘기를 해주시는 거죠.

그림을 그리거나 만들기를 하는 건 일상적으로 아이들과 아빠가 하는 간단한 작업이잖아요. 그런데 그 작업에 어떤 의미가 숨어있는지 보는 거죠. 예를 들면 아빠와 아이들의 관계 같은 거예요. 아빠와 아이가 서로 소통이 없이 아빠가 지시만 하는 주종관계라든가 이런 게 다 나타나더라고요. 그러면서 아빠가 좀 더 이렇게 해줬으면 좋겠다, 이런 것들을 상담사가 지적을 해줘요. 그게 바로 미술 치료 과정이죠. 덕분에 내 아이를 좀 더 이해할 수 있는 그런 계기가 되었어요.

## 내가 그린 그림을 보고
## 딸이 감동했어요

딸을 생각하면서 비 오는 날 차에 타고 있는 사람을 그림으로 그렸어요. 근데 그것을 보고 딸이 감동을 했어요. 그리고 지금은 엄마를 굉장히 필요로 해요. 그래서 '미술 치료를 더 열심히 해야 되겠다.' 하고 결심했죠.

## 예쁜 꽃을
## 사다가 심었어요

요만한 꽃, 요런 예쁜 꽃을 사다가 심어요. 흙하고 전부 사가지고 와서. 병원에서 꽃 심는 바가지에 흙을 담아서 하나씩 주고, 꽃을 심어보라고 해요. 그러면 그 꽃을 심어서 방에다 살리든지 어디다 살리든지 그렇게 해요. 종이 접기 같은 것도 하고, 모여서 뭔가 써 보는 것도 있어요.

## 연예인들이 위로공연을
## 좀 많이 해줬으면 좋겠습니다

가끔 연예인들이 와서 위로공연을 해주고 가요. 그런 건 제도적으로 잘 되어 있다고 봐요. 연예인 입장에서는 이왕이면 더 많은 사람 모아놓고 공연을 하는 게 좋겠지만, 한두 사람이 보더라도 그런 공연은 의미가 있는 것 같아요. 이런 곳에 와서 공연을 좀 더 많이 해줬으면 좋겠습니다.

CHAPTER
02

# 고통을 이겨내게 하는 힘

## 01 신체적 고통, 통증을 조절해준다

 말기 환자는 다양한 신체적 증상과 총체적 고통을 호소합니다. 그중에서 특히 통증은 말기 환자가 겪는 가장 심각한 증상 중의 하나입니다.

 통증 조절을 위해서는 통증의 정도와 원인에 대한 의료진의 판단이 필요하며, 이에 따라 환자 개개인에 적합한 진통제의 종류, 용량, 투여방법이 결정됩니다. 때로는 방사선 치료나 신경 차단과 같은 중재적 요법이 필요한 경우도 있습니다. 대부분의 경우 약물요법으로 치료가 가능하지만 일부 환자들은 마약성 진통제에 대한 오해 때문에 통증 치료를 거부하고 그 고통을 오롯이 감내하는 경우도 있습니다. 다음은 말기 환자들이 자주 보이는 통증의 예와 조절 사례입니다.

- ☐ 호흡이 가쁘고 가슴이 멍하다.
- ☐ 어지러우니까 활동을 할 수 없고 자꾸 주저앉게 된다.
- ☐ 폐가 나빠지면서 굉장히 숨이 찬다.
- ☐ 자꾸 구토가 올라오고 메스껍다.
- ☐ 피부병 때문에 많이 괴롭다.
- ☐ 허리가 끊어질 것처럼 아프다.
- ☐ 허리와 등 쪽으로 많이 아파서 패치와 진통제를 처방받았다.
- ☐ 통증이 올 때 얼른 약을 쓰니까 금세 통증이 없어진다.
- ☐ 참으면 참는 기간만큼 고통스러울 뿐이라고 들었다.

## 호흡이 가쁘고 가슴이 멍해요

호흡이 가빠요. 오후에 한 바퀴씩 도는데, 저기 보이는 탑 있는 데서 한 1~2분 앉아서 쉬어야 돼요. 그 외에는 지금도 가슴이 멍해요. 그래도 이런 정도 아픔은 문턱에 가는 과정이니까 참아야죠. 안 참으면 또 어쩔 겁니까? 누가 대신 아파주는 것도 아니고.

## 어지러우니까 활동을 할 수 없고 자꾸 주저앉게 돼요

어지러워서 무슨 활동을 할 수가 없네요. 또 밥을 조금만 먹어도 헛배가 차요. 그러니까 뭘 많이 먹지를 못하죠. 지금은 1주일에 한 번씩 가스를 빼내고 있어요. 그래야 뭐라도 좀 먹을 수 있으니까요.

## 상처가 전부 썩어서 걸음도 못 걸어요

언젠가 자고 일어나니까 여기 뭐가 났더라고요. 진작 치료를 받았으면 괜찮았을 텐데, 병원 자꾸 다니면 부담스럽고 그래서 그냥 놔뒀더니 막 썩어 들어가는 거예요. 할 수 없이 병원에 갔죠. 첨에는 까짓거 내가 죽으면 저도 죽겠지 그랬는데, 워낙 심하니까 안 갈 수가 없더라고요. 구급차 타고 가서 치료를 받았어요. 이게 전부 썩어서 지금은 걸음도 못 걸어요.

## 자꾸 구토가 올라오고 메스꺼워요

통증이 오면 우선 배가 아파요. 그 다음에 자꾸 구토가 올라오고 속이 메슥메슥해요. 그럴 때는 그냥 손가락을 넣고 토해버려요. 그러면 한참 동안 속이 편안해지죠. 며칠 동안은 머리도 띵하고 몸이 전체적으로 다 아파요. 밥도 잘 먹고, 구토하는 것도 없이 잘 지내야 배겨낼 텐데 소화기능이 약한 것 같아요.

## 기운이 너무 없어서
## 아무렇지도 않게 지내기가 힘들어요

처음에는 진단을 듣고도 아무렇지도 않았어요. '사람이면 아플 수도 있고, 아프다가 괜찮을 수도 있지. 뭘 이런 걸 가지고 겁을 내.' 싶었죠. 그렇게 덤덤하게, 아무렇지도 않게 지낸다고 생각했는데 이젠 힘이 들어요. 너무 기운이 부쳐서. 밥이라도 잘 먹고 그래야 되는데, 이번에 들어가서는 밥을 너무 못 먹었어요. 한 톨도 안 먹었죠. 그래서 기운을 못 차리고 있어요. 밥만 먹으면 기운을 차릴 것 같은데, 그게 잘 안 되네요.

## 피부병 때문에
## 많이 괴로워요

토요일 점심때쯤 됐나, 부스럼 같은 조그마한 게 나더라고요. 별생각 없었죠. 그런데 오후부터 몇 개가 더 났는데, 가려운 것 같기도 하고 그래서 좀 긁었죠. 처음엔 아무렇지도 않더니 점점 가려워지고 괴로워요.

## 허리와 등 쪽이 많이 아파서
## 패치와 진통제를 처방받았어요

여기 오기 전에 허리, 등 쪽이 많이 아파서 붙이는 패치를 처방받았어요. 그 얘기를 했더니 여기서도 그걸 처방해주시네요. 그리고 의사 선생님이 먹는 약도 처방해주셨는데, 그래서 그런지 통증이 많이 줄었어요. 그런데 허리가 아픈 게 암 때문인지 원래 허리가 약해서 그런 건지 잘 모르겠어요. 몸이 약해지니까 약한 부분이 더 드러나서 그런가 싶기도 해요. 어쨌든 이 통증이 암으로 인해서 나오는 거라고는 생각하지 않아요. 많은 환자들이 말기로 갈수록 아프다고 한다는데, 나는 그런 경험이 없어서 잘 모르겠네요.

## 하루에 두 번 정도 진통제를 복용하고 있어요

당연히 아프죠. 하지만 대학병원 다닐 때도 늘 진통제를 처방받아서 먹어왔고, 이 병원에서도 통증이 있을 때마다 진통제를 주더라고요. 거의 진통제로 생활한다고 봐야죠. 하루에 두 번 정도 진통제를 복용하는 덕분에 통증 때문에 힘들고 아프다 하는 것 없이 지내고 있어요.

## 허리가 끊어진다고 할 정도로 아파요

암이 허리 쪽으로, 뼈에 전이가 됐대요. 그래서 올겨울에는 거의 누워있었어요. 작년 가을부터 조금씩 아프더라고요. 알고 보니까 협착증으로 왔대요. 원래 밥맛이 별로 없었지만, 그러고 나서는 밥을 더 못 먹어요. 허리가 끊어진다고 해야 되나, 그런 정도로 아파요. 여기서 저기까지 가는 데도 30분이 걸려요. 일어날 수도 없고 서 있을 수도 없고, 딱 죽었으면 좋겠다 싶을 정도예요.

## 진통제는 웬만하면
## 안 먹으려고 해요

아침에 먹는 진통제가 하나 있는데, 그것 빼고는 진통제라면 웬만하면 안 먹으려고 해요. 진통제가 어차피 다 마약류잖아요. 안 먹으려고 노력은 하지만 혹시 모르죠. 많이 아프게 되면······.

## 진통제는 항상
## 가지고 다녀야 돼요

진통제는 항상 가지고 다녀야 돼요. 길에서든 어디서든 아프기 시작하면 어떻게 할 수가 없어요. 내 인상을 보면 알겠지만, 누구한테 말도 못하죠. 그래서 멀리 잘 안 갑니다. 괜히 실수라도 할까 봐서요. 그리고 아는 사람이 먼 길 오라 그러면 안 가요. 겁이 나서요. 거기 가서 쓰러지면 어떻게 하겠어요?

## 통증이 올 때 얼른 약을 쓰니까
## 금세 통증이 빠져나가요

옛날에는 진통제가 '마약성'이라고 생각해서 안 먹었어요. 먹기는 먹지만 웬만하면 안 먹었죠. 그러다 그렇게 당한 거예요. 그런데 이제 병원에서 훈련을 시키더라고요. "통증이 올 때 바로 얘기를 해라." 다른 사람도 알아둬야 하는 건데, 통증이 올 때 얼른 약을 쓰니까 안 아픈 거예요. 금세 빠져나가고. 물론 기억력이 떨어진다든가 하는 후유증이 오겠죠. 마약을 계속 복용하는데 어떻게 정상

적이겠어요? 하지만 그 정도 후유증은 감수를 해야 될 것 같아요. 통증에 비하면.

저쪽 병원에서는 "신경을 차단하자." 그랬는데, 여기서는 "통증은 얼마든지 잡아주겠다." 그래요. 이게 바로 통증 완화예요. 예전에는 호스피스 병동에 갔다 오면 '이제 죽을 때가 얼마 안 남았구나.' 그랬거든요. 근데 나는 아직 2~3개월은 충분히 버틸 것 같아요. 의미 없이 지내는 사람한테는 2~3개월이 아무것도 아니지만, 나한테는 참 소중하고 긴 시간이에요.

## 참으면 그 기간만큼 고통스러울 뿐이래요

통증이 와도 바로 진통제를 안 먹고 버티곤 해요. 그러다 정 안 되면 진통제를 달라고 해서 먹는데, 병원에서 하는 이야기는 내 생각하고는 좀 달라요. "진통을 느낄 때는 참지 말고 바로 바로 진통제를 드세요. 진통을 참으면 그 시간만큼 아픔을 당하는 거고 그만큼 손해예요." 그래요. 아직은 반신반의하지만 예전보다는 좀 먹는 편이에요. 통증이 심하니까 병원에서 하는 이야기에 자꾸 말려들어 가는 게 아닌가 싶어요.

## 호스피스 병동에 오니까 신경차단술을 할 필요가 없대요

내가 밥을 먹기 시작하니까 "신경차단술을 하자." 그래요. 큰 수술은 아니고 신경세포를 어떻게 하는 시술이라는데, 그 부위만 통증을 없앤다니까 마음이 솔깃하죠. '통증만 없어도 몸에 활기가 날 텐데……' 그런 생각이 들잖아요. 그런데 "여기서는 안 하겠다." 그랬어요. 십이지장이 막혀서 밥을 못 먹거든요. 그럴 땐 다른 병원으로 가라 그랬다가 내가 밥을 먹으면 또 기다려보자 그러는 게 싫어요.

그런데 호스피스 병동에 오니까 신경차단술을 할 필요가 없대요. "그건 진통을 못 잡았을 때 최악의 상황에서 하는 거예요. 벌써부터 신경차단술 얘기를 할 필요가 없어요. 우리도 시술을 할 줄 알지만, 어쨌든 최대한 통증을 잡아보고 정 안 되면 그때 할게요."

**말기 증상에는 어떤 것들이 있나요?**

말기 암 환자들은 다양한 증상을 갖고 있는데, 그 가운데 가장 큰 것이 통증입니다. 통증은 신체적인 통증만이 아니라 정신적인 통증도 있고 영적인 통증도 있습니다. 그래서 신체적인 통증만 열심히 치료해준다고 해서 모든 통증이 가라앉지 않을 수도 있습니다. 이런 경우에는 정신적인 상담이나 도움을 받아서 환자의 심리적인 문제까지 같이 해결해야 통증을 완화시킬 수 있습니다.

말기 암 환자의 호흡곤란이나 수면장애, 복수가 차거나 소화에 문제가 생기는 등의 다양한 문제는 어느 한 분야의 전문가만이 아니라 다양한 전문가들이 팀을 이뤄서 접근해야 합니다. 다양한 전문가들이란 의사, 간호사, 성직자, 영양사, 사회심리학자 등을 말합니다.

## 02 마음의 고통을 이겨내는 법

말기 환자들은 질병의 진행에 따라 다양한 심리사회적 고통을 경험하게 됩니다. 우선 각종 신체적 증상을 바탕으로 자아 및 정체감의 위기, 심리적 문제 등을 겪습니다. 어떤 경우에는 체력이 점차 약화되면서 우울증을 느끼기도 합니다.

또한 가족 및 대인관계에서도 예상치 못한 고통을 겪을 뿐만 아니라 의료진과의 의사소통 및 정보의 부족 등 의료체계에서 오는 고통도 피할 수 없습니다. 이와 더불어 직업 상실이나 경제적 어려움, 사회적 편견 등 사회적인 문제들이 모두 심리적 고통의 원인이 됩니다. 심지어 심리적 혹은 경제적 부담으로 인해 자살까지 생각하는 경우도 있습니다.

심리적 고통은 때때로 삶의 여러 영역의 문제들이 복합적으로 작용하여 그 고통이 심화되거나 오래 지속되기도 합니다. 이를 극복할 수 있도록 지역사회의 다양한 자원이 제공됩니다. 또한 기도나 긍정적인 생각, 다른 사람과의 일상적인 대화 역시 심리적 고통을 극복하는 데 많은 도움이 됩니다.

☐ 죽음의 길에 들어서니까 우울한 기분이 든다.
☐ 기력이 없다 보니까 점점 우울증이 생기는 것 같다.
☐ 몇 푼의 재산이라도 남겨주고 싶다.
☐ 어떤 때는 옥상에서 떨어져 죽어버리고 싶다.
☐ 기도를 하니까 훨씬 나아지기 시작했다.
☐ 욕심을 버리니까 그렇게 편할 수가 없다.
☐ 1개월을 살든 얼마를 살든 긍정적으로 생각하려고 한다.
☐ 수녀님과 대화를 하면 며칠 동안 기분이 좋다.

## ▎죽음의 길에 들어서니까 우울한 기분이 들고 그래요

'죽는 길에 들어서게 된 멍청한 놈아. 너 혼자만 살 길이 있는 줄 아니? 다 죽는데, 너만 살면 뭐하니? 너도 죽어야지.'

　죽음의 길에 들어서니까 조금 어두운 색깔이 들어가 있는 것 같고, 우울한 기분이 들고 그래요. 이 우울한 기분들이 좀 없어졌으면 좋겠는데, 그냥 그대로 가지고 가는 것 같아서 내 자신이 서글

프다는 생각이 들어요.

## 이런 두려움은
## 두 번 겪을 일은 아닌 것 같아요

퇴원해서 집에 왔을 때는 너무너무 아프니까 살려고 막 노력하잖아요. 근데 아파보니까 이런 아픔은 한 번으로 끝나야지 두 번 겪을 일은 아닌 것 같아요. 죽는다고 판정이 난 사람은 그대로 죽는 게 맞는 것 같다는 거죠. 내가 생각할 때는 그래요.

## 기력이 없으니까
## 점점 우울해지는 것 같아요

기력이 쇠하면서 먹지도 못하고, 맛도 느끼지 못하고 피골이 상접할 정도로 이렇게 살이 빠져버리니까 우울증이 생기는 것 같아요. 유방암인데, 좌측 유방에서 림프선을 탔죠. 다른 데는 전이가 없지만, 모세혈관이 유선 쪽으로 약간의 전이가 있어요.

   딸하고 함께 생활하고 있는데 '암이라고 하는 것은 어차피 누구나 다 가지고 있는 거다.'라고 생각하면서 조금씩 우울증에서 벗어나려고 노력하고 있어요. 사실 암은 아무것도 아니잖아요. 그런데 외로운 게 문제인 것 같아요. 이렇게 사람들과 부대끼면서 살아가는 게 얼마나 행복하고 고마운지 몰라요.

## 화장실 가는 것까지 도움을 받으니까
## 딸한테 좀 미안해요

얼마 전까지만 해도 자유롭게 화장실을 왔다 갔다 했는데, 그게 힘들어지니까 좀 불편하긴 하죠. 화장실 가는 것도 도움을 받아야 하니까, 딸한테 미안해요.

## 나만 없으면
## 가족들은 잘 살겠죠

이렇게 누워서 '이 세상에 나 한 사람만 없어지면 마누라하고 자식들하고 당분간은 힘들고 고통스럽더라도 결국은 이겨내고 잘살 수 있겠지.' 그런 생각을 해요.

## 몇 푼의 재산이나마
## 축내지 말고 남겨주고 가야죠

가족들은 가족들대로 나한테 미안하고 짐이 안 되는 것처럼 이야기하지만, 나 역시 살아남게 될 가족들한테 짐이 되지 말아야겠다는 생각밖에 없어요. 마지막 선고를 받고 호스피스 병동에 있으면서 든 생각이 그거예요. '지금 있는 몇 푼의 재산이나마 축내지 말고 가족들한테 남겨주고 가자. 그게 내가 할 수 있는 최선의 방법이지 않을까?' 하는 거죠.

## 어떤 때는 죽어버리고 싶은 마음이 들어요

한 1~2년은 괜찮았어요. 사람마다 다르겠지만 나 같은 경우에는 2년 전부터 그게 나타나더라고요. 아는 사람이 보이면 숨는 거죠. 가족들한테도 그래요. 애 아빠가 조금이라도 안 좋다 싶으면 내가 먼저 숨어버리고 싶다니까요. '내가 무슨 피해를 주지 않았나.' 하면서. 그러니까 사람들하고 자꾸 멀어지죠. 유일한 친구가 TV예요. 어떤 때는 옥상에 올라가서 죽어버리고 싶은 마음이 들어요.

그런데 사람마다 생김새가 다르듯이 나처럼 아픈 사람을 오래오래 생각해주는 사람도 있더라고요. 그런 사람을 보면 '과연 저 사람이 아프고 내가 건강했으면 내가 저 사람처럼 할 수 있을까?' 하는 생각이 들죠. 이 생각이 맞는지 안 맞는지 모르겠지만, 사람에게는 완성이라는 게 없는 것 같아요. 아마 나는 그렇게 못했을 거예요. 몇 년 동안이나 그렇게 아픈 친구한테 꾸준히 전화 한 통씩이라도 해주는 게 정말 반갑고 좋아요.

## 기도를 하니까 훨씬 나아지기 시작했어요

당장 죽는 줄 알고 휴대폰에다 녹음을 했는데, 처음에는 눈물이 쏟아져서 도저히 못하겠더라고요. 밤새 잠도 못 자고 거의 이틀 동안 울었죠. 그러다 내려가니까 법당하고 성당이 있는데, 그중에 법당이 자리가 비어있기에 거기 앉아서 기도를 했어요.

"내 안에 있는 나, 내 마음과 몸을 분리하는 법을 가르쳐주세요. 내 안에 있는 나를 놓아버릴 수 있도록 도와주세요." 그렇게 기도를 하니까 훨씬 나아지기 시작하더라고요. 모든 것을 버릴 마음을 가지니까 죽음이 두렵지 않았어요. 물론 죽음이 두렵지 않은 사람은 없겠죠. 사람이니까. 그래서 어쩌다가 통증이 많이 오면 '지금 눈을 감나?' 이런 생각이 들곤 해요. 다행히 아직 그럴 단계는 아닌 것 같지만.

## 욕심을 버리니까 그렇게 편할 수가 없어요

많이 아프다고 하니까 스님이 "보살님, 죽어야 삽니다." 그러시더라고요. '아이고, 나는 이렇게 아픈데 저 양반은 어떻게 저런 말씀을 하시나.' 싶어서 섭섭했죠. 그 말씀의 뜻을 깨닫는 데 몇 년이나 걸렸어요.

죽어야 산다는 말이 딱 맞아요. 욕심을 버리니까 그렇게 편할 수가 없어요. 그때 다 안기로 했죠, 내 불행까지.

예전에는 '어떻게 하면 쟤네들이 내 앞에 와서 무릎을 꿇게 할 수 있나?' 그런 생각을 했는데 지금은 전혀 안 그래요. 이 병원에 와서 나보다 더 심한 사람도 많이 봤고, 나보다 먼저 죽은 환자들도 많이 봤죠. 어떨 때는 이렇게 살고 있는 게 그 사람들한테 미안해요. '어쩌면 그 사람들이 나 대신 죽어갔는지도 몰라.' 이렇게 생각하죠. 그래서 비록 좀 아프더라도 내 옆에 있는 환자에게 조금이나마 봉사할 수 있다는 것에 감사해요.

## 감정의 기복이 생기기도 했지만 이제 마음이 좀 차분해지네요

처음에는 감정의 기복이 생기곤 했는데, 계속 반복을 하다 보니까 이젠 그렇게 심하진 않네요. 점점 마음이 차분해진다고나 할까? 나를 되돌아볼 수도 있고, 마음을 비울 수도 있게 되었어요. 예전에는 바쁘게 사느라고 그럴 여유가 없었잖아요. 근데 지금은 내 마음을 급하게 하거나 마구 끌어당기는 그런 게 없기 때문에 오히려 더 편하게 생각을 할 수 있어요.

## 1개월을 살든 얼마를 살든 긍정적으로 생각하려고 해요

생활하는 데는 별 지장이 없어요. 그리고 마음을 고쳐먹었죠. '1개월을 살든 얼마를 살든 긍정적으로 생각하자.' 환자들은 그렇게 해야 할 것 같아요. 자기 고집대로 하지 말고, 억지로라도 웃고, 좋은 생각 긍정적인 생각을 하는 게 좋아요. 실제로 나는 그걸 느꼈어요.

## 수녀님과 한참 대화를 하고 나면 며칠 동안 기분이 좋죠

우리 수녀님하고 한참 대화를 하고 나면 며칠 동안 기분이 좋죠.

종교적인 문제도 얘기하지만, 일상적인 대화도 많이 해요. 일반 사람하고 얘기 나누는 것과 다를 게 없어요. 대화의 끈이 생기는 대로 이어가다가 틈틈이 용기를 내라고 말씀해주시고 그래요.

**호스피스 전문가의 FAQ** 통증 조절 방법에는 어떤 것들이 있나요?

통증을 조절하기 위해 초기에는 비마약성 진통제를 사용합니다. 그러다 통증이 점점 심해지면 마약성 진통제로 넘어가게 됩니다. 마약성 진통제는 약한 마약성 진통제와 강한 마약성 진통제가 있는데, 통증의 강도에 따라 선택해서 사용합니다.

사실 많은 환자들이 마약성 진통제에 대해 거부감을 가지고 있습니다. 내성 또는 중독성이 있다고 믿기 때문에 환자도 잘 먹지 않으려 하고, 가족들 역시 권하지 않는 경우가 많습니다. 하지만 그럴 경우 말기 암 환자들의 고통만 더 커질 수밖에 없습니다.

말기 암 환자를 치료하는 마약성 진통제는 내성이나 의존성이 생기지 않는다는 것이 이미 의학적으로 보고가 되어 있습니다. 따라서 이런 내용을 충분히 이해하고, 통증 조절에 마약성 진통제를 잘 활용해야 합니다.

마약성 진통제로도 통증을 잡기 어려운 경우에는 마취통증의학과에서 시행하는 신경차단술을 받을 수도 있고, 뼈로 전이된 경우에는 방사선 치료와 같은 특별한 치료를 통해 통증을 완화시킬 수 있습니다. 전문가들의 실제 경험에 의하면 암 환자의 90퍼센트 이상은 암성 통증을 완화시킬 수 있는 것으로 보고가 되고 있습니다.

## 03 경제적 부담을 줄여줄 지원이 필요하다

말기 환자들은 진단 이후 투병기간이 길어지면서 경제적인 부담 때문에 또 다른 고통을 받게 됩니다. 투병 비용뿐만 아니라 가족의 생계비도 큰 부담이 됩니다. 이러한 경제적인 부담을 개인적으로 감당할 수 있는 환자도 있지만, 대부분의 경우 국가 혹은 사회적 도움을 필요로 합니다. 때로는 옛날에 우연히 혹은 지인의 청탁으로 들어놓은 보험이 경제적으로 큰 도움이 되는 경우도 있습니다.

- ☐ 수입이 없는 상태라 지원을 받아도 부담이 크다.
- ☐ 우연한 기회에 들었던 암특약보험 덕을 봤다.
- ☐ 기초생활수급자로 지정돼 있어 병원비가 많이 들지는 않는다.
- ☐ 국가 지원을 이렇게 많이 받는 게 미안하다.
- ☐ 병원비를 옛날처럼 내야 했다면 그냥 죽음을 택했을지도 모른다.

☐ 간병비 지원을 좀 해주었으면 하는 바람이 있다.

☐ 병실을 좀 넓혀서 마음이라도 편하게 있도록 했으면 좋겠다.

## 수입이 없는 상태니까
## 지원을 받아도 부담이 크죠

전에는 집에서 요양을 하는 경우가 대부분이었지만 요즘은 호스피스 병동을 마지막으로 택하는 경우가 많은 것 같아요. 나도 몸을 잘 못 가눠서 이쪽으로 오게 됐는데, 어느 정도 회복이 되면 나가야죠. 지원을 받아서 비교적 저렴하게 다닌다 해도 1개월에 30만~40만 원 이상 되는 부담을 안기는 쉽지 않거든요. 특히 수입이 없는 상태에서는. 이제는 직장이나 그런 데서 버는 수입이 없어졌잖아요, 하루아침에.

## 보험 하나 들어놓았던 게
## 이렇게 요긴할 줄은 몰랐어요

30대 중반에 보험을 하나 들었어요. 그 당시는 보험을 지금처럼 많이 들지 않을 때라 주변에서 권해도 안 들었죠. 그런데 결혼해서 얼마 되지도 않았을 땐데, 집사람 고향 친구가 자꾸 보험을 들라고 권하는 거예요.

"세 들어 사는 사람이 무슨 돈이 있겠습니까?" 그랬는데도 자꾸 권하기에 억지로 내 것만 하나 들었죠. 그런데 그걸 오늘날 이렇게 크게 써먹게 될 줄은 몰랐네요. 우리 돈 나간 게 한 푼도 없어요. 병원비며 간병비로 1억 넘게 쓴 돈이 전부 그 보험에서 나온 거예요. '진짜 죽으라는 법은 없구나.' 그렇게 생각하고 있어요.

## 우연한 기회에 들었던
## 암특약보험의 혜택을 많이 봤어요

아무래도 경제적인 부분에서 부담이 크죠. 처음에는 우연히 암특약으로 들어놨던 보험 덕을 많이 봤어요. 처음 진단 나왔을 때가 보험 든 지 3개월이 채 안 된 때였는데, 알아보니까 '3개월이 지나야 보험 혜택을 볼 수 있다.' 그러더라고요. 그것 때문에 50퍼센트밖에 지원을 못 받았지만 그래도 그게 어디에요? 우연찮은 기회에 들었던 보험 덕분에 그만큼이라도 도움이 된 거잖아요. 이제 시간이 지나 부담이 커지니까 우리 친정하고 가족의 도움을 받고 있어요. 나를 사랑해주시는 분들이 많이 후원해주시고요. 덕분에 경제적인 부분에 직접 신경 안 쓰고 마음 편하게 치료하는 데만 전념하고 있어요.

## 윤택하지 않을 때
## 들어놨던 보험으로 다 해결했어요

내 복인지 몰라도 생활이 별로 윤택하지 않았는데도 보험을 하나 들어놨던 덕분에 치료비니 뭐니 그걸로 다 해결이 됐어요. 3년 동안 이렇게 편안하게 살 수 있게 해줬던 게 보험이었던 셈이죠.

## 기초생활수급자라
## 병원비가 많이 들지 않아요

친인척 여러분들의 도움을 많이 받고 있죠. 그리고 내가 기초생활수급자로 되어 있는 덕분에 병원비가 많이 들어가지 않는 것에 감사해요. 사실 암 진단을 받고 나서 오히려 감사한 마음이 많이 생겼어요. 예전에는 친인척들이나 주위 사람들의 도움, 기초생활수급자 지정 등을 당연한 걸로 여겼는데, 암 진단을 받고 나니까 그것이 전부 감사할 일이더라고요.

## 국가에서 이렇게 지원받고 있는 게
## 미안하기도 하죠

요즘은 국가도 돈이 없어서 힘들다고 하는데, 우리 같은 사람들을 한 사람, 두 사람도 아니고 모두 지원해주니 너무나 고맙죠. 그렇다고 우리가 뭐 내놓을 것도 없고……. 그래서 고마우면서도 미안해요.

## 병원비를 옛날처럼 내야 했다면
## 그냥 죽음을 택했을지도 몰라요

중증 환자들은 치료비의 5퍼센트만 내게 해놓은 제도의 효과를 많이 본 셈이죠. 병원비를 옛날처럼 그렇게 내야 했다면 아마 돈 때문에라도 일찍 죽음을 택했을지도 몰라요. 다른 사람들은 보험을 몇 개씩 들어서 그 혜택을 많이 본 것 같은데, 나는 보험을 하나도 안 들어놨거든요.

## 그 정도 혜택을 가지고는
## 웬만한 사람들 생활하기 힘들 거예요

6~7년 전, 초창기에는 우리 집에서 다녔어요. 그때는 보험으로 대충 정리가 됐죠. 그런데 지금은 집에서 자꾸 돈을 쓰다 보니까 보험 가지고는 다 처리가 안 되네요. 병원비 문제도 좀 힘들고……. 국가에서도 실제적으로 도움을 많이 주고 있죠. 나도 많은 도움을 받았고. 하지만 그런 정도의 혜택을 가지고는 웬만한 사람들 생활하기 힘들 거예요. 초창기에는 그렇게 힘들지 않았는데, 지금은 많이 힘들다고 생각해요.

## 간병비 지원을 좀 해주었으면
## 하는 바람이 있습니다

여기 와서 보니까 간병비를 무시하지 못하겠더라고요. 간병비가 너무 많이 들어요. 국가의 도움을 받아서 처리를 하고 있지만, 혜택을 주는 기간이 굉장히 짧거든요. 그래서 간병비를 좀 지원해주었으면 하는 바람이 있습니다.

간병인들이 일하시는 거에 비하면 적은 돈이겠지만, 환자의 입장에서 보면 그 비용도 굉장히 크거든요. 어쩌면 가장 많은 비용을 차지한다고 해도 과언이 아닐 정도예요.

## ▍병실을 늘려서 암 환자들이 마음이라도 편했으면 좋겠어요

내가 있는 병원은 병실이 부족해요. 병실을 늘려서 암 환자들이 마음이라도 좀 편히 있게 했으면 좋겠어요. 특히 이 병원은 2인실이 비싸서 환자들이 입원비 때문에 늘 걱정하고 속을 썩어요. 2인실을 좀 줄이고 6인실을 늘려서 입원비 고통을 좀 덜어줬으면 좋겠어요.

## 증상 완화를 위한 대체요법은 어떤 것이 있나요?

호스피스·완화의료는 다양한 직종의 전문가들이 함께 참여해서 환자들에게 최상의 육체적·심적·영적 안정을 도모하게 됩니다. 의료진들이 시행하는 의료적인 시술 이외에도 심리적인 상담을 통한 심리 상담 서비스도 있고, 환자의 신체적인 안정을 도모하기 위한 미술 치료나 음악 치료, 아로마테라피, 마사지 요법 등을 함께 시행해서 환자들이 편하도록 도와주고 있습니다.

## 04 가족의 지지가 환자의 고통을 덜어준다

삶을 위협하는 질병으로 고통받고 있는 환자들은 가족의 헌신적인 간호와 지지 속에서 가족에 대한 고마움과 미안함을 느끼고 있습니다. 또한 가족의 사랑 덕분에 고통스러움 속에도 삶의 긍정적인 측면이 있다는 사실을 깨닫기도 합니다.

한편 가족들의 정성어린 간호에 고마워하지만 자신으로 인해 고생하고 있는 가족에게 미안함을 느끼는 환자도 있고, 본인은 비록 외롭지만 고생하는 가족을 배려하기 위해 가족의 병원 방문을 거부하는 환자도 있습니다.

☐ 딸과 아들이 수시로 와주고 챙겨준다.
☐ 나 하나 때문에 온 가족이 고생을 한다.
☐ "엄마, 건강하게 오래만 사세요." 하는 말에 힘을 얻는다.

- ☐ 손녀딸이 다리도 주물러주고 한다.
- ☐ 먹는 것 하나도 환자 입장에서 생각해준다.
- ☐ 아내가 온다니까 속으로는 아주 좋다.
- ☐ 가족들이 오면 빨리 가라고 재촉한다.

## 딸과 아들이 자주 보러 오고, 챙겨줘요

며느리가 밤이고 낮이고 뭐 드시고 싶은 거 없느냐고 물어보고 챙겨줘요. 딸애들은 올 때마다 수건을 적셔서 등을 닦아주죠. 며느리도 그렇게 닦아주고. 아들은 수시로 찾아와서 손도 만져주고 얘기도 걸어주고 해요. 병원에 있는 것과는 천지 차이지요. 애들이 참 착해요.

돈 쓰지 말라고 하니까 다 얻어왔다고 핑계를 대요. 냉장고도 새로 사고, 휠체어도 새로 사오고 그러면서 회사에서 쓰던 거, 직원들이 쓰던 거 가져왔다고 거짓말을 하네요.

## 하나가 아프니까 전체가 고생을 하는 거예요

내가 아프니까 가족 전체가 고생을 하는 거예요. 애 엄마는 밤에 출근을 해야 되니까 밥 챙겨놓고 나가고, 그러면 멀리서 옷장사하는 딸애가 10시나 11시쯤 출근하기 전에 밥도 가져오고, 먹을 것도 챙겨오고, 필요한 것도 사오고 그래요. 아들도 제가 아프기 전이나 지금이나 똑같아요. 작은딸은 더 유별스럽게 "뭐 먹고 싶은 거 없냐?" 하면서 챙기죠. 그럴 때마다 "아빠는 특별하게 먹고 싶은 게 없다."라고 대답해요. 사실은 냄새 안 나는 밥이라도 실컷 먹어봤으면 하는 게 소원이에요.

## 며느리가 "어머니마저 안 계시면 얼마나 쓸쓸하겠어요?" 하네요

"아이고, 내가 얼른 죽어야 너희도 편하고, 조그만 장사라도 할 텐데……. 다문화강사라도 나가려면 내가 빨리 죽어야 하는데, 너 보기 미안하다." 그랬더니 며느리가 그런 소리하지 말라고 그래요. "나갔다 들어와서 어머니가 이렇게 방에 계신 것만 봐도 얼마나 훈훈한 마음이 드는데 그런 말씀을 하세요? 어머니가 안 계시면 아무도 없는 빈집인데, 얼마나 쓸쓸하겠어요?" 그러면서 "오래만 사세요." 그래요. 불편하다는 생각 말고.

마음으로 고맙더라고요. 지금 며느리들은 웬만하면 시어머니를 안 보려고 한다는데 우리 며느리는 그런 거 없어요. 일하다가도 수시로 들어와서 뭐 먹고 싶냐고, 필요한 거 없냐고 수시로 물어봐요. 그리고 수시로 만져주고 주물러주고 그러죠. 병원에서 누가 그렇게 해주겠어요?

## 손녀딸이 다리를 주물러주니까 시원해요

다섯 살배기 우리 손녀딸이 아침에 어린이집 갈 때마다 "할머니, 어린이집 가서 잘하고 올게요." 그렇게 인사를 해요. 그리고 어린이집 갔다 오면 꼭 내 방부터 와요. 애가 성질이 급해요. 현관문 들어오면서 바로 "할머니, 어린이집 갔다 왔어요." 인사하기 바쁘거든요. 그러고는 먹을 거 있으면 내 입에다 넣어주고, 팔을 꽉꽉 주무르면서 "할머니, 안마해주니까 시원하죠?" 그렇게 물어봐요. 자기 아버지나 고모가 하는 걸 보고 배운 거죠. 그러다 "할머니 드러누워요." 하면서 다리도 주물러줘요. 어린애가 하니까 안 아프고 시원하네요.

## 먹는 것 하나도 환자 입장에서 생각해줘요

그 사람은 조그만 것 하나, 먹는 것 하나도 환자 입장에서 생각해줘요. 그도 인간인데 어떻게 100퍼센트 잘해주기만을 바랄 수 있겠어요? 50퍼센트만 해줘도 감사하게 생각하죠. 긴병에 효자 없다고 하는데, 벌써 몇 년째니까 그렇게만 해줘도 정말 고맙죠.

## 마누라가 온다니까 속으로는 아주 좋죠

자식들이나 사위들은 성질이 나면 "에이!" 하고 그냥 달아나버리는데, 마누라는 욕을 하고 야단을 하다가도 어디 가서 바람을 쐬고 다시 들어와요. 그럼 눈물이 핑 돌죠. 내가, 남자가 마음이 약해요. 아무 소리 않고 있으면 제가 예뻐서 들어온 거 아니라고 그러죠.

  우리 마누라가 자존심이 세요. 애들한테 용돈도 안 받아 써요. 그런데 우리 아이들이 마누라를 설득을 시킨 거죠. "어디 가서 알아보니까 아버지 간병비로 하루 6만~7만 원이 나간다. 아버지가 거기서 쫓겨나면 어떻게 할 거냐." 그래서 마누라가 다 때려치우고 나를 봉양하러 오겠다는 거예요. 마누라가 온다니까 속으로는 아주 좋죠.

## 가족들이 오면 8시 안에 병원에서 나가라고 내가 재촉해요

가족들이나 집사람이 오면 8시 안에 병원에서 나가라고 내가 재촉을 해요. 내일을 위해서라도 빨리 가야죠. 내 입장에서는 아이들이 더 있었으면 하지만 아이들 입장에서는 가야 하는데도 못 가고 그냥 미적대고 있는 것일 수도 있잖아요. 그래서 내가 밀어내는 거예요. 그렇게 붙잡지 않고 밀어내니까 밀어내는 대로 가더라고요. 주말에는 시간을 좀 많이 내주고, 주중에는 그냥 들여다보고 가는 정도예요.

## 말기 환자는 생의 마지막에 어떤 태도를 취해야 하나요?

말기 환자는 임종이 가까워오면 자기 자신을 되돌아보게 되고, 자신이 살아왔던 인생의 의미를 찾아보게 됩니다. 물론 갑자기 죽음을 맞이하게 되면 이런 정리의 시간을 가지기 어렵습니다. 그래서 호스피스·완화의료에서는 환자에게 이런 상황에 대해 충분한 설명을 드리고 살아온 인생의 의미를 찾을 수 있도록 도와드립니다.

입원하기 전까지 돈을 많이 벌지 못했고, 가족 관계가 상당히 흐트러져 있거나 어려운 상황이라 하더라도 환자는 어쨌든 그 상황 속에서도 가족들을 위해 열심히 살아온 것에 대해 충분한 의미를 찾을 수가 있습니다. 호스피스·완화의료는 바로 그런 것들에 대해 충분한 지지를 보내드립니다.

더불어 이런 과정을 통해 '나는 임종을 맞이하겠지만 남은 가족들은 앞으로 더 열심히 살겠구나.' 하는 희망을 확인할 수 있습니다. 때로는 신앙적으로 내세에 대한 희망을 되새기는 계기가 될 수도 있습니다. 이처럼 인생을 정리하고 가족이나 본인의 미래에 대한 희망을 심어주는 것 역시 호스피스·완화의료의 매우 중요한 목표 중 하나입니다.

# 05 원활한 투병을 돕는 의료진의 태도

의료진과의 적절한 의사소통 또는 환자를 대하는 의료진의 태도는 말기 환자의 투병 과정에서 매우 중요한 역할을 합니다. 어떤 환자들은 일반 병원과는 다른, 호스피스 병동 의료진의 친절하고 따뜻한 배려에 고마움을 느끼지만 또 어떤 환자는 의료진이 너무 바빠서 알고 싶은 정보를 충분히 제공받기 어렵다고 말합니다. 때로는 말기 진단 후 의사의 권고를 따르지 않고 스스로 치료방법을 선택한 것을 후회하는 경우도 있습니다.

- ☐ 삐쩍 마른 노인네까지 사랑하는 마음으로 대해주는 것 같다.
- ☐ 청진기도 대보고 등도 두들겨주고 하는 것이 눈물이 날 정도로 고맙다.
- ☐ 마음의 문을 열고 얘기를 하기에는 선생님들이 너무 바쁜 것 같다.
- ☐ 의사의 한 마디가 환자에게 주는 힘은 대단하다.

☐ 간호사나 의료진이 환자의 입장에서 배려해주었으면 한다.
☐ "하지 매!"라고 억압하는 대신 "조금 덜 하십시오."라고 해주면 좋겠다.
☐ 의사의 처방대로 했으면 말기까지 오지 않았을 거라고 후회한다.

## 삐쩍 마른 노인네를
## 사랑하는 마음으로 대해주는 것 같아요

주사를 하루라도 안 맞아야 일찍 죽을 거 아니냐고 그러면 "이거 맞으나 안 맞으나 돌아가시는 데는 상관없어요. 편하게 돌아가시려면 이걸 맞아야 돼요."라고 해요. 그래서 맞는 거예요. 항상 상냥하고 자비로운 마음으로 해주는 것 같아요. 삐쩍 마른 노인네라 어지간한 사람들은 만지기도 싫을 텐데 사랑하는 마음으로 대해주죠. 약이 있는지 없는지 살펴보고, 필요한 게 없는지 물어보고 처방을 해서 다음 날 가지고 와요. 오히려 병원에 있을 때보다 더 자세하게 잘해주는 것 같아요.

## 교수님이 얼마나 고마운지
## 눈물이 다 나요

교수님이 청진기를 등에 대보기도 하고, 등도 두들겨주고 가시는데 그게 얼마나 고마운지 눈물이 다 나요. 우리 무식한 환자들은 유식한 양반들이 이렇게 만져주는 것만 해도 고맙죠. 다른 의사들은 내 얼굴은 보지도 않고 컴퓨터만 들여다보고 약 조제해주고 그랬거든요. 아들 말마따나 참 좋은 교수님이죠. 아주 맘에 들어요. 교수님 덕분에 다 나아서 나갈 것 같아요.

## ▍선생님들이 너무 바빠서 얘기를 나눌 시간이 없어요

우리 선생님들이 원체 바쁘시더라고요. 그렇다 보니까 뭔가 충분하게 얘기를 하지 못한 것 같아요. 마음의 문을 열고, 시간을 가지고 얘기할 수가 없어요. 내가 어느 단계에 와 있는지 그런 것도 자세히 알고 싶고, 어떻게 하면 나을 수 있는지 그런 것도 알고 싶은데, 그런 얘기를 나눌 시간적인 여유가 없는 것 같아요. 간혹 선생님들이 와서 저녁에 괜찮은가 물어보기도 하는데, 우리 주치의 선생님은 혼자서 다 하니까 더 바쁘신 것 같아요.

## ▍의사가 환자한테 해주는 한 마디의 힘이 대단하잖아요

의사가 환자한테 한 마디만 해도 그 힘이 대단하잖아요. 물리적인 힘을 안 써도 의사 선생님은 말 한 마디로 용기를 줄 수도 있고, 죽일 수도 있고, 살릴 수도 있죠. 그래서 요즘은 병원 생활이 괜찮아요.

## 두려운 마음이 들게 하는 이야기는
## 들리지 않게 했으면 좋겠어요

환자가 돌아가시기 전날이면 의사 선생님이나 간호사들이 환자한테 무슨 얘기를 하는데, 가끔 가다 두려운 얘기가 있단 말이에요. 난 안 들었으면 좋겠는데, 다 들리거든요. 내 생각에는 아무리 눈을 감고 있어도 환자한테 다 들릴 것 같아요. 가족들은 잘 안 들릴지 몰라도 우리는 귀가 열려 있어서 더 잘 들리죠.

비록 죽어야 한다는 건 받아들였지만 무서운 건 무서운 거예요. 예를 들어 "얼마 안 남았다." 하는 얘기도 두렵고, "환자가 숨을 못 쉬어서 소변줄이 완전히 막혔다." 아니면 "산소가 뚝 떨어졌다." 이런 말들을 가족들한테 해주는데, 그런 얘기를 들으면 두렵죠. 그래서 '저런 말은 우리가 안 듣는 곳에서 했으면 좋겠다.' 생각해요.

## 의료진들이 환자 입장에서
## 배려를 좀 해주셨으면 해요

간호사들이나 의료진들이 환자의 입장을 좀 배려해주셨으면 하고 느껴질 때가 있어요. 나는 스트레스를 오래 못 담아두고 있기 때문에 그런 경우 바로 얘기하는 편이에요.

## "이렇게 하지 마!" 대신 "조금 덜 하십시오." 해주면 좋겠어요

요 근래 우리나라뿐만 아니라 전 세계적으로 '담배 피지 마라.' 하는 분위기인데 30년, 40년 넘게 피워오던 것을 갑자기 하루아침에 "끊어라!" 하는 건 잘못됐다고 봐요. 지금 담배를 끊는다고 사람 목숨이 열흘이고 1개월이고 연장되는 건 아니지 않습니까? 그러니까 차라리 맘껏 피우다 즐거운 마음으로 죽게 하는 게 나은 것 같아요. 호스피스 병동은 편안한 마음을 갖게 해줘야 되는 곳 아닙니까?

환자한테 "넌 이거 하지 마라." 하면서 억압을 주는 것보다 이왕이면 "해도 좋은데 조금 덜 하십시오. 덜 하시면 하루라도, 한 시간이라도 즐겁게 사실 수 있어요. 설사 한 시간 후에 돌아가시더라도 편안한 마음으로 아무 고통 없이 돌아가실 수 있어요." 이렇게 자연적으로 치유하게끔 해야죠. 자꾸 억압을 하면 오히려 반발감만 생기죠.

## 의사 처방대로 했으면 말기까지는 오지 않았을 거예요

말기 판정을 받기 2개월쯤 전부터 거의 누워서 지냈다고 해도 과언이 아닐 정도로 기력이 떨어지다 보니까 체력 관리를 제대로 못했죠. 그래서 지금 이 상황까지 오게 된 거예요.

지금은 의사의 진단을 무시하고 나만의 방법으로 해서는 안 된다는 것을 너무나도 뼈저리게 느끼고 있습니다. 의사의 처방대로 했으면 이렇게 말기까지는 오지 않았을 거라고 생각해요. '민간요법으로 치유할 수 있다.'는 생각 때문에 어떤 걸 먼저 처리하고 나중에 해야 될지 선후가 뒤바뀐 게 많았던 것 같아요.

## '좋은 죽음'을 맞이하기 위해 환자는 무엇을 준비해야 할까요?

말기 환자들 가운데에는 병원이나 요양원에서 죽음을 잘 준비해서 맞이하는 경우보다는 죽음이라는 단어를 채 꺼내보지도 못한 상태에서 머뭇거리다 생각지도 못한 죽음을 맞이하는 경우가 참 많습니다. 이 때문에 유언 한 마디 못 남기시는 분도 많습니다. 가족들 역시 준비되지 않은 죽음 앞에서 겪는 고통이 이루 말할 수가 없습니다.

이런 문제는 사회적인 문제와도 연결이 됩니다. 개인적으로 평상시 죽음에 대해 아무런 준비를 하고 있지 않기 때문에 생기는 일이지만, 우리 사회 역시 '죽음 교육'을 너무 등한시하고 있기 때문에 이런 문제가 생긴다고 할 수 있습니다. 그래서 앞으로는 정부 차원에서 또는 호스피스·완화의료학회 차원에서 죽음에 대한 준비 교육이 필요하다는 것을 강조하고, 이런 움직임이 사회 전반적으로 확대돼 나가야 합니다.

'좋은 죽음'이란, 갑자기 닥쳐와서 '당하는 죽음'이 아니라 미리 예견하고 '준비한 죽음'입니다. 자기 신변은 물론 가족과의 관계도 미리 정리하고, 유산 등의 법적인 문제도 미리 해결해둔다면 참 아름다운 죽음이 될 수 있을 것입니다.

특히 장례방법에 대해서도 매장인지, 화장인지, 수목장인지 미리 결정하고 가족이나 의료진에 알려두어야 합니다. 이와 더불어 가장 편안한 모습의 영정사진도 미리 준비하는 것이 좋습니다. 장례 절차도 마찬가지입니다. '나는 이런 식으로 장례식을 치렀으면 좋겠다.' 하는 걸 가족에게 알리고, 미리 준비해서 장례식에 온 조문객들에게 마지막 인사를 남길 수 있다면 갑작스럽게 '당하는 죽음'이 아니라 '맞이하는 죽음'으로 그 의미를 변모시킬 수 있을 것입니다.

## 06 자기 철학과 믿음으로 극복한다

많은 사람들은 말기 진단 이후 투병생활을 하면서 겪는 여러 어려움들을 절대자에 대한 믿음으로 극복합니다. 이런 환자들은 중병 진단 이후 인간으로서의 나약함을 깨닫고 절대자의 힘을 느끼게 되었으며, 영적으로 평안함과 큰 기쁨을 누리고 있다고 이야기합니다.

반면에 특정 종교를 갖고 있지 않은 일부 환자는 자신의 철학과 신념으로 현 상황을 이겨내기도 합니다. 이들은 자신의 가족들 역시 자신의 철학을 신뢰한다고 믿고 있습니다.

☐ 부처님 덕분에 수술을 하고도 이렇게 다닐 수 있다고 생각한다.
☐ 너무 힘들 때 기도하고 나면 마음이 편안해진다.
☐ 영적으로 하나님과 소통이 되면 어떠한 고통도 이겨낼 수 있다.

☐ 더 깊이 하나님을 만날 기회를 찾았기 때문에 큰 기쁨을 누리고 있다.

☐ 내가 할 수 없는 일은 절대자에게 맡기고, 내가 할 수 있는 일만 한다.

☐ 솔직히 종교를 가져야 된다는 생각이 별로 안 든다.

☐ 나는 뭐든지 한다고 하면 할 수 있다.

☐ 내 스스로의 힘으로 살아나가는 것이 종교보다 낫다.

## 이만큼이나마 움직일 수 있으니 부처님의 자비에 감사해요

부처님의 가피로 이렇게나마 마음대로 다닐 수 있고, 아들딸들이 잘하는 것 같아서 늘 감사드리고 살아요. 부처님 믿기 전에는 툭하면 성질을 내고, 내가 제일 잘났다고 생각했죠. 누구한테든 지고는 못 살았어요. 근데 부처님 믿으면서부터는 성질을 팍 냈다가도 "죄송합니다, 부처님. 또 제가 이렇게 업을 지었습니다. 참회합니다." 그렇게 하고 살아요.

부처님의 자비 원력이 무궁무진한 것 같아요. 그러니까 내가 수술을 하고 이만치 사는 것 아니겠어요? 그리고 아픈 사람들 볼 때마다 '저 사람 좀 얼른 낫게 해주세요.' 하면서 기도라도 한 마디씩 해주고 나면 기분이 좋아요.

### 힘들 때마다 기도하고 나면 마음이 편안해져요

환자들 애기를 들어보면 교회를 참 많이 다녀요. 전에는 안 믿다가 아프면서 다니기 시작한 사람도 많고요. 하지만 나는 절대 사람들 보고 교회 와라, 가라 안 해요. 본인이 믿겠다고 하면 애기는 해주지만, 절을 다녔건 교회를 다녔건 뭐라고 하지는 않아요. 종교는 꼭 있어야 된다고 생각하지만, 자기 마음 가는 대로 가야 한다고 생각하거든요. 남편도 아이도 다 자기 삶이 따로 있는데 눈치 없이 매달리면 좋겠어요? 그래서 힘들고 그럴 때는 신한테 매달려요. 그렇게 마음이 편해져서 내가 웃으면 다른 사람들도 마음이 편해지고, 그런 거죠.

### 영적으로 하나님과 소통이 되니까 어떠한 고통도 이겨내지더라고요

영적으로 하나님과 소통이 되면 어떠한 고통이 있어도 그게 이겨내지더라고요. 반대로 내가 영적으로 가라앉으면 힘들어지는 거죠. 어떻게 콕 집어서 말을 할 수는 없지만, 그게 참 많은 도움이 돼요. 나는 예수를 믿음으로 인해서 구원받았다는 확신이 있고, 천국이라는 좋은 곳으로 갈 거니까 전부 다 감수가 되는 것 같아요.

## 더 깊이 하나님을 만날 기회를 찾았어요

병을 앓으면서 오히려 나는 많이 깨닫고 배웠어요. 주변에서는 가끔 "왜 그렇게 했냐?"며 나한테 핀잔을 주거나 안타까워하는 분도 계시지만 분노스럽다거나 억울하다거나 그런 마음은 안 들어요. 그런 과정을 통해서 나는 더 깊이 하나님을 만날 기회를 찾았기 때문에 오히려 영적인 평안함과 남들이 알지 못하는 더 큰 기쁨을 누리거든요. 또 많은 사람들이 나를 엄청 사랑해주시는 그런 걸 통해서 배운 게 많기 때문에, 나는 이런 과정들이 고마울 따름이에요.

## 내가 할 수 없는 것은 절대자에게 맡긴다

'내가 이겨낼 수 없는 부분은 일단 절대자에게 맡겨야 된다.'라고 생각해요. 그것까지 전부 '내가 해낼 거야.'라고 하는 게 힘겹더라고요. 여태까지는 내가 스스로 다 해냈거든요. 그만큼 완벽주의에 가깝다 보니까 무슨 일이든 다른 사람에게 맡기는 걸 용납하질 못했죠. 그런데 암 진단을 받고서는 '내가 해낼 수 없는 일이 있구나.' 하는 걸 알게 됐어요. 그래서 '내가 할 수 없는 부분은 하늘에 맡기고 할 수 있는 일만 내가 해내자.'라는 마음으로 살아요.

### 마음이 허전해서
### 매일 기도해요

매일 기도해요. 나 혼자, 아무도 안 보는데 가서 '하나님 아버지, 여기 오고 가는 사람들 좀 살려주세요.' 하고 기도해요. 우리 병동뿐만 아니고 이 병원에 와 있는 환자들을 좀 많이 살려달라고 열심히 기도를 합니다.

### 나는 솔직히 종교를
### 가져야 된다는 생각이 별로 안 들어요

여기 들어오기 전부터죠. 투병생활을 시작하니까 여러 종교 단체에서 와서 종교를 가지라고 권하더라고요. 주로 기독교 계통에서 많이 오는데, 나는 솔직히 '종교를 가져야 된다.'라는 생각이 별로 안 들어요. 그래서 아직도 결정을 못하고 있죠. 어떻게 보면 종교를 가지는 게 좋을 것 같다는 생각도 들지만, 종교에 의지해서 어려움을 극복해보겠다는 그런 생각은 없어요.

### '뭐든지 한다 하면 할 수 있다.'라고
### 생각하며 내 자신을 믿어요

내 입으로 말하기는 좀 그렇지만, 나는 나를 믿어요. 처음 병원에 들어왔을 때 교회에서 오신 분들이 "선생님 교회 나가세요? 아니면 절에 나가세요?" 하고 묻기에 "저는 저를 믿습니다. 내 자신을 믿기 때문에 교회든 절이든 나갈 생각이 없습니다." 하고 말했어요. 그러면서 "교회 다니는 분도 수없이 죽어 나가는 걸 보고 있는데, 어떻게 교회를 믿으라고 합니까." 그랬더니 "믿으면 더 살 수도 있다." 그러시더라고요.

애들도 그래요. "아빠 손이 가면 고쳐지고 이루어진다." 뭐 꼭 그래서가 아니라 나는 진짜 '마음먹으면 뭐든 할 수 있다.'라고 믿어요. 그러니까 나를 보고 뭘 믿어라 어째라 그런 얘기는 하지 말라는 거죠.

## 내 스스로 인생을 개척해나가는 것이 진짜 종교라고 생각합니다

나는 무신론자입니다. 신을 믿지 않아요. 믿지 않는다기보다 사실은 신보다 더 위대한 것을 믿는 거죠. 그건 바로 '스스로 세상의 중심이 돼라. 남한테 손가락질 받지 않고, 남한테 업신여김을 받지 않으면서 내 힘으로, 내 스스로 내 인생을 개척해나가는 것이 진짜 종교다.' 하는 거예요.

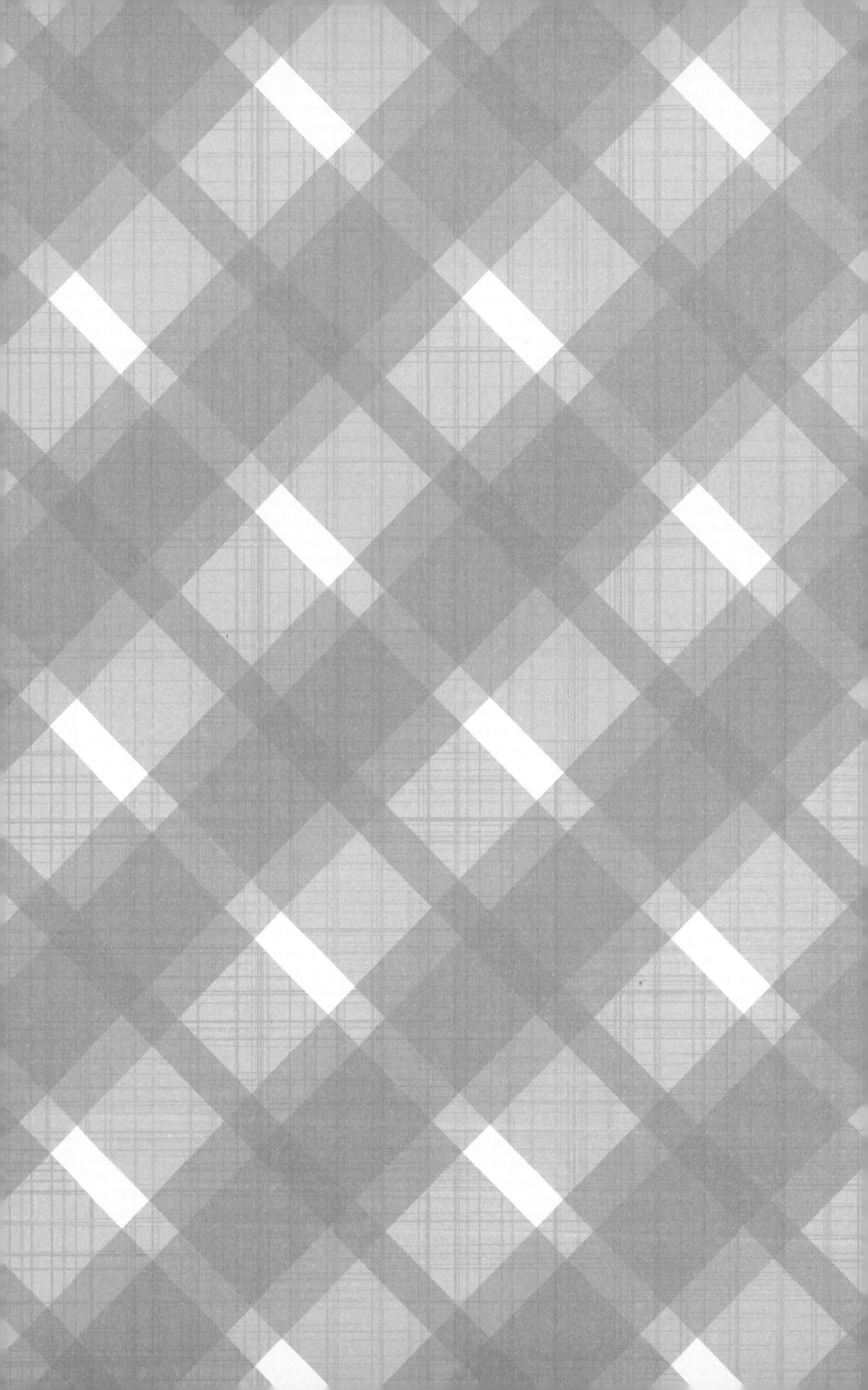

CHAPTER
03

# 살아온 삶에 대한 성찰

# 01 화해를 통한 관계 회복에 대한 기대

말기 환자는 가족이나 친척 그리고 친구와 자신의 주변에 있는 사람들을 다시 생각하면서 혹시 그 속에서 불편하게 얽힌 관계가 있다면 원만하게 해결하고 떠나기를 소망합니다. 특히 자신과 가장 가까운 가족과의 지난날을 돌이켜보면서 아쉬움과 미안함 혹은 고마움을 느끼는 경우가 많습니다. 이렇게 관계를 정리하는 과정에서 환자들은 스스로의 상처를 치유하며 기쁨을 느끼게 됩니다. 때로는 여러 가지 이유로 소원했던 자녀와의 관계가 긍정적으로 변화하는 경우도 있습니다. 하지만, 그렇지 못할 경우라도 환자들은 끝까지 관계 회복에 대한 기대를 저버리지 않고 간직합니다.

☐ 아들이 사춘기 시절 많이 때렸다.
☐ 내 마음대로 해서 애들이 많이 힘들었을 것이다.

☐ 미술 치료를 하면서 내 아이를 잘 이해할 수 있게 되었다.

☐ 가족과의 대화가 조금 더 늘어났구나 생각한다.

☐ 여러 사람한테 미움을 받지 않고 떠나게 되어 뿌듯하다.

☐ 친구들 사이의 앙금을 아직 완전히 털어내지 못했다.

☐ 눈물 한 방울로 지난 10년 세월을 용서할 수는 없다.

## 아들이 팔을 주물러주니 고맙네요

아들을 상당히 엄하게 키워서 웬만하면 내 옆에 오지를 않았어요. 학교 갔다 오면 인사만 하고 쏙 들어가고, 나하고 얘기를 하는 법이 없었죠. 딸내미는 어려서부터 잘 대해줘서 그런지 원래 잘하지만, 아들하고는 그런 벽이 있었거든요. 그런데 지금은 내 어깨도 주물러주고 전화도 자주 하고 그래요. "아빠 필요한 거 없어?" 그러면서 신발도 선물해주고, 평소 안 하던 짓을 하는 거죠. 그래서 애들이 내가 아픈 걸 보고 깨달은 게 있구나 하는 생각이 드네요. 가족끼리 사랑이 많이 돈독해진 게 고마워요.

## 내 마음대로 해왔으니 애들은 얼마나 힘들었겠어요

나는 애들이 어렸을 때부터 "이게 좋으니까 이거 먹어라." 하는 식으로 배려가 없었죠. 한마디로 아이들의 생각을 들어주지 않고 뭐든지 내 생각대로, 내 마음대로 이끌어온 거예요. 애들이 얼마나 힘들었겠어요? 아이들도 하나의 인격체고 생각이 있고 의견이 있는데 그걸 다 무시한 거잖아요. 그런데 나는 그게 100퍼센트 잘하는 부모인 줄 알았어요. 내가 보기에 맛있는 걸 해주고, 24시간 따라다니고……. 근데 아니더라고요. 그게 오히려 무식했던 거예요. 그게 너무 미안해요.

## 가족과의 대화가
## 조금 더 늘어났구나 싶어요

딸도 그렇고, 아들도 아버지가 오래 못 산다는 걸 아니까 하루에 한 번씩 전화를 해요. 그러고는 농담도 하고 그래요. 그 순간만은 죽음을 생각하지 않아도 되니까 좋아요. 그러면서 '가족과의 대화가 조금 더 늘어났구나.' 하는 생각을 갖고 있습니다.

## 사랑한다 소리를
## 한 번도 못해줬어요

우리 마누라가 '영감탱이한테 아직도 사랑한다 소리 한 번도 못 들어봤다.' 하면서 투덜대죠. 다른 영감들 같은 그런 정이 없다고. 나는 그저 마누라가 어디 가면 다치지 말고 건강하게 잘 다녔으면 좋겠어요. 안 보일 때는 당연히 걱정되죠. 혹시 '눈보라 속에서 걸어 다니다 미끄러지지나 않았나?' 이런 생각도 들고요. 하지만 그걸 꼭 말로 표현해야 돼요? 자기도 일흔 넘고 나도 일흔 넘은 동갑내기인데, 그런 걸 이해하지 못하더라고요. 그래도 가끔 우리 애들한테 "엄마한테 가서 아버지가 엄마한테 감사한다고, 사랑한다고 말해줘." 하며 살고 있어요.

## 여러 사람한테 미움받지 않고 떠나는구나 생각해요

나만 좋아서는 안 되죠. 그 사람들이 좋게끔 해줘야 그 사람들도 나한테 좋게 인사하고, 나를 좋게 대해주는 거잖아요. 그런 걸 보면 '나는 죽어도 여한이 없겠다.' 싶어요. 내가 만약 나쁜 길에서 허우적거리다 왔다면 누가 나한테 "안녕하십니까?" 그렇게 아침 인사를 하겠습니까? 주위 사람들이 나한테 인사해주고 그런 걸 봤을 때는 '아직까지 인생을 잘못 산 건 아니구나. 그래도 내가 살려고 애를 쓴 결과로 여러 사람한테 미움은 받지 않고 떠나게 됐구나.' 하는 생각이 들어요. 비록 존경을 받는 건 아니지만, 한편으로는 뿌듯한 기분도 들어요.

## 친구들하고 쌓인 앙금을 다 못 털었어요

되돌아보면서 '친구나 가족, 형제, 그리고 아는 사람들한테 60평생 동안 크게 뭐 잘못한 게 있나?' 이런 생각을 많이 해요. 아직까지 결론은 못 내렸지만 크게 남한테 해코지 안 했고, 송사에 걸린 일도 없고, 남 고소 고발한 사실도 없고 그래요. 언젠가 택시를 타다 허리가 삐끗했는데, 택시 기사가 손해를 볼까 봐 신고를 안 한 적도 있어요. 그런데 나하고 관계 맺었던 친구들한테는 아직 앙금이 남아있어요. 그걸 아직 100퍼센트 못 털었네요. 이제 진짜 아프기 시작하면 꼼짝도 못할 텐데, 그게 걱정이에요.

## 시댁에서 나를 왜
## 안 놔주는지 모르겠어요

악연이었죠. 나는 끝없이 벗어나고 싶었는데, 나한테 나올 게 아무것도 없는데, 시댁에서 어째서 나를 안 놔주는지 모르겠더라고요. 나를 놔주면 그 사람도 좋고 나도 좋고 그랬을 텐데 말예요. 그 사람이 본래 나쁜 사람도 아니고, 나도 나쁜 사람이 아닌데 그저 잘못된 만남 때문에 시댁에서는 내가 쳐 죽일 년이 되었고, 그 사람은 우리 집에서 쳐 죽일 놈이 된 거죠. 근데도 안 놔주더라고요. 지금도 남편 때문에 스트레스를 받으면 그냥 뒤로 넘어가요. 그런데도 병원까지 날 찾아오는 이유를 모르겠어요.

## 눈물 한 방울 흘렸다고
## 지나간 10년을 어떻게 용서해요?

'지난 10년 세월을 어떻게 살았는데, 눈물 한 방울로 지금 나한테 무엇을 바라지?' 이런 생각이 드는 거예요. 그러고는 "나한테 아무것도 바라지 마." 그랬죠. 그런데도 자꾸 오네요. 아마 본인이 훨체어도 밀어주고 싶고, 밥도 떠먹여주고 싶고 반찬도 챙겨주고 싶고 그런가 봐요. 아휴, 차라리 굶고 말죠. 휠체어도 안 타고 말고. 지나간 10년을 어떻게 눈물 한 방울 흘렸다고 용서를 하겠어요? 밥 한 끼 먹여준다고 용서가 되는 건 아니죠.

## 호스피스·완화의료는 환자 가족에게 어떤 도움을 주나요?

호스피스·완화의료의 좋은 점은 환자만이 아니라 환자와 함께 고통받는, 슬픔에 잠긴 가족들에게도 서비스를 제공한다는 것입니다. 환자가 세상을 떠난 이후를 위해 환자 가족과 상담을 하고, 그들의 슬픔과 고통을 덜어드립니다.

가족들이 받는 고통은 자칫 우울증으로도 연결될 수 있습니다. 그래서 사별 이후 환자 가족들이 고통과 슬픔을 이겨내도록 충분히 지지해드리고 때로는 월별 모임과 같은 모임을 함께하면서 가족들이 어떤 상태에 있는지 체크합니다. 그리고 만약 우울증과 같은 심각한 단계에 있다면 곧 치료를 할 수 있도록 전문가를 연결해드립니다.

## 02 지나온 삶의 의미를 되돌아보다

많은 환자들이 투병을 통해 지나온 삶과 주변 사람에 대해 새롭게 발견할 기회를 얻게 됩니다. 그러면서 건강했던 시절 무심코 지나쳤던 일상의 자그마한 행복에 의미를 부여하면서 감사의 마음을 갖기도 합니다. 가족들의 헌신적인 간호 속에서 다른 이들이 느낄 수 없는 행복을 새로이 깨닫기도 하고, 말기 진단을 계기로 신을 제대로 알게 되어 행복하다고 하는 이도 있습니다.

죽음을 앞둔 대부분의 환자들은 초조함과 두려움 속에서 마지막을 기다리기보다는 삶의 욕망을 버리고 초연한 모습을 갖기를 원하며 얼마 남지 않은 삶 속에서 마음속에 있는 크고 작은 소망들을 이룰 수 있었으면 하는 바람을 가지고 있습니다. 어떤 환자는 그동안 해보지 못했던 가족여행을 소망하기도 하고, 또 다른 환자는 호스피스 병동에서 활동하고 있는 자원봉사자들의 헌신에 고마움을 느끼며 자신도 자원봉사를 하고 싶다고 말하기도 합니다.

☐ 아직 걸을 수도 있고 육체를 쓸 수도 있어서 고맙고 감사한다.
☐ 일어나 남편 밥이라도 해줄 수 있어서 정말 행복하다.
☐ 암에 걸리니까 나쁜 것이 있는 반면 좋은 것도 있다.
☐ 아프고 나서 하나님을 만났다. 그때부터 매우 행복했다.
☐ 내가 아픔으로 해서 애들이 철이 일찍 들었다.
☐ 아이와 함께 여행 가는 꿈을 꼭 이루고 싶다.
☐ 여태 고생한 아내에게 구경 한 번 제대로 못 시켰다.
☐ 나도 봉사활동을 해보고 싶다.
☐ 작은아들이 취직을 못해서 걱정이다.
☐ 밥을 푹푹 떠먹어봤으면 하는 게 지금의 심정이다.

## 아직 걸을 수도 있고 육체를 쓸 수도 있잖아요

TV를 보면서 저보다 고통스러워하는 사람들을 많이 봐요. 그렇게 보면 나는 감사한 거죠. 아직 걸을 수도 있고 말도 할 수 있잖아요. 통증은 있지만 약으로 다스리거나 차단할 수도 있으니까요.

이렇게 감사하는 마음을 먹으니까 통증이 조금 덜 올 때도 있고, 마음이 즐거워지고 그래요. 좀 덜 아픈 날은 '내일은 일을 해서 돈도 벌 수 있겠다.' 하는 생각까지 한다니까요. 그러면서 돈은 못 벌어도 자원봉사는 할 수 있을 거라는 희망이 생겨요. 그럴 때는 혼자 피식피식 웃죠. 자다가도 막 웃어요. 처음에는 이렇게 못했죠. 매일 엄청 울었으니까.

## 퇴원하는 사람들을 보면
## 나도 퇴원했으면 하는 희망이 생겨요

영영 이별을 하려니 마음이 많이 아프죠. 며칠 밥도 못 먹었어요. 병원에 있으면 안 보고 싶은 걸 많이 보게 돼요. 퇴원하는 사람들 보면 부럽고, 나도 퇴원했으면 좋겠다는 희망이 생기기도 하죠. 하지만 많이 아픈 사람들 보면 마음이 무거워요. 어디를 간들 그렇게 편치는 않아요.

나는 지금 이대로도 좋아요. 이렇게 일어나서 남편 밥이라도 챙겨줄 수 있다는 게 정말 행복해요. 그럴 때는 막 시장을 갔다 오고, 음식을 하고 싶어져요. 그 사람이 먹든 안 먹든 음식을 해서 냉장고에 넣어놓고 있으면 그렇게 행복할 수가 없어요.

## 다른 사람들에 비하면
## 행복하다고 생각해요

약을 먹고 자다 보면 땀이 흠뻑 나요. 그래서 옷을 벗어놓으면 딸애가 그걸 챙겨다가 빨아 널어요. "거기 놔둬라. 세탁기에다 돌리게." 해도 "엄마, 젖은 걸 방에 갖다 널면 가습기 역할도 하고 괜찮아요." 그래요. 고맙죠. 비록 이렇게 아파서 고생을 하지만 딴 사람들에 비하면 행복하다고 생각해요. 아직은 내 몸을 내 맘대로 움직일 수 있고, 마음껏 못 먹어서 그렇지 먹고 싶은 거 따져서 먹고 아들딸이 잘하니까요. 혼자 거동 못하는 사람도 있잖아요. 마음 불편하게 사는 사람도 있고. 나는 그런 사람들에 비하면 행복한 거죠.

## 가족들의 사랑을 다 받고 갈 수 있어요

암에 걸려보니까 좋은 것도 있더라고요. 가족들이나 주위 사람들한테 많은 사랑을 받는 거요. 갑자기 죽어버리면 아무런 사랑도 못 받을 텐데, 아프니까 가족들의 사랑을 다 받고 갈 수 있어서 '죽어도 여한이 없다.'라고 생각해요.

겁이 안 나는 건 아니지만 아플 때 어쩌다가 한 번씩 그러는 정도예요. 이제 통증은 잡았지만 아직 체력은 돌 지난 애기 몸 상태밖에 안 돼요. 그런데 의사들이 내 몸 상태는 고려하지 않고 계속 약물 치료를 했어요. 물론 그 사람들도 나를 살리려고 그랬겠지만, 워낙 환자가 많으니까 '의사가 내 몸의 상태까지는 모르는구나.' 싶어요.

## 아프고 나서
## 하나님을 만났어요

내가 진단을 받고 나서 하나님을 만났는데, 그때부터 내 삶이 행복해졌어요. '내가 할 수 있는 게 없구나. 돈을 남긴다면 어차피 다 쓰고 없어지지 않겠는가. 그렇다면 내가 할 수 있는 게 뭘까?' 하고 생각해보니까 기도밖에 없더라고요. 그래서 가족들을 위해, 내 자식들을 위해, 내 손자를 위해 기도하고 있어요. 그래서 어떤 손자가 태어나서 어떻게 컸으면 좋겠는지, 며느리는 어떤 며느리였으면 좋겠는지, 또 우리 애들이 남들이 부러워할 만큼 예쁜 모습으로 살 수 있도록 다 기도했어요. 그러고 나니까 비록 나는 없어지겠지만, 가족들에 대한 걱정은 하나도 없어요.

## 아이들이
## 일찍 철이 들었어요

다행히 이제 애들이 다 커서 성인이 됐어요. 내가 아픔으로 해서 철도 일찍 들고요. 만일 아이들이 내 손을 많이 필요로 할 때 아팠다면 마음이 좀 안 좋았을 텐데, 그나마 어느 정도 자기 앞가림을 할 수 있기 때문에 다행이라고 생각하고 있어요. 그래도 미안하죠, 식구들한테. 애들이 아무리 커도 엄마로서 해야 될 일이 있는데, 그걸 못하니까요. 하지만 애들이 일찍 철이 들고, 자기가 할 일을 찾아서 한다는 것은 긍정적이라고 봐요.

### 아이와 함께
### 여행을 가고 싶어요

지금 가장 하고 싶은 것은 아이와 함께 여행을 가는 거예요. 그 꿈을 반드시 이루고 싶어요. 아파서 지친 상태로 가는 게 아니라 병을 이겨내서 함께 가자고 아이와 약속을 했거든요. 산으로 갈까, 제주도를 갈까 그건 아직 생각 중이고요. 아이가 옆에서 큰 용기를 주고 있네요.

### 여태 고생한 아내에게
### 구경 한번 제대로 못 시켜줬어요

내가 죽더라도 집사람이 애들 데리고 잘살았으면 해요. 다른 건 하나도 바라지 않아요. 새끼들하고 관광도 하고, 그렇게 살았으면 좋겠어요. 여태 일만 시키고, 구경 한번 제대로 못 시켜줬네요.

### 두 내외 함께 동해바다로
### 서해바다로 다니고 싶어요

우리 내외, 여기 가서 하룻밤 자고, 저기 가서 하룻밤 자면서 동해바다로 서해바다로 다니면 세상이 다 내 것 같지 않을까요? 손잡고 하루 종일 돌아다니다 밥 먹고, 저녁 되면 자고 이튿날에는 유원지 같은 데 가서 사람 구경하는 거죠.

요즘 젊은 애들처럼 배낭에 옷가지 몇 개 넣어서 짊어지고 다니다 계절이 바뀌면 집에 와서 옷 바꿔 넣고 또 나가고. 우리나라가

좁다고 하지만, 생각보다 많이 넓거든요.

## 나도 봉사활동을 해보고 싶어요

조금만 몸이 나아지면, 어디 봉사활동을 할 수 있는 곳을 찾아가보고 싶어요. 마음은 있었지만 아직 봉사활동을 한 번도 못해봤거든요. 의연금 같은 것도 아직 한 번도 못 내봤죠. 그 외에는 크게 뭐 하고 싶다, 먹고 싶다 하는 게 없어요.

내가 본래 가스 장사를 했어요. LPG랑 여러 가스들을 취급했는데, 그런 계통에서 드라이버 하나로 고칠 수 있는 일이나 호스 교체, 부속 교체 뭐 이런 봉사를 해보고 싶어요. 단 1년이라도, 아니 그보다 짧더라도 내 재주가 필요한 곳이 있다면 어디든 도움을 주고 싶어요.

## 작은아들이 취직을 못하고 있어서 걱정이에요

재산이라고는 이 집밖에 없어요. 그래서 나 죽으면 우리 큰아들, 작은아들 똑같이 나눠 가지라고 해놨어요. 우리 작은아들이 제대로 취직만 되면 여한이 없을 것 같아요. 지금은 계약직으로 일하다 1년도 못 돼서 나오고, 또 들어갔다 나오고······. 그것 때문에 걱정이에요. 마음도 착하고 진실한데 전생에 복을 못 지어서 그런지 취직을 못하네요. 큰아들은 원체 열심히 잘사니까 걱정이 없어요. 개는 회사에서도 사장님이나 과장님들이 다 잘해줘요.

## 우리 가족들이 하나님을 바로 믿었으면 좋겠어요

떠나기 전에 가장 하고 싶은 일은 우리 가족들이 하나님을 바로 믿었으면 하는 거예요. 하나님 보시기에 우리 아이들이 '너희들 정말 훌륭하다. 자랑스럽다.' 이런 사람이 될 수 있도록 인도하고 싶은데, 그게 잘 안 되네요. 내가 떠나기 전에 우리 가족들이 한마음이 되어서 서로 화목하게 이해해주면서 예쁜 모습으로 같이 예배를 드리고 그랬으면 좋겠어요. 그리고 우리 아이가 직업군인이 된다고 했는데, 잘 됐으면 좋겠어요.

## 친구들 사이에서 좋은 일로 되새겨지고 싶습니다

등산도 자주 가고, 토요일만 되면 같이 가서 음식도 맛있게 먹고, 주위 분들에게 따뜻한 말도 많이 해주고, 아이들한테도 좋은 얘기 많이 해주고 싶고, 좋은 일 많이 하고 싶어요. 친구들도 많이 만나서 한 마디라도 나쁜 얘기 나오지 않고, 설사 나쁜 말을 하더라도 다시 좋은 일로 되새기게 하고 싶어요. 좋은 말로 이해하게 만들고, 항상 즐겁게 생활하라는 말 그리고 아프지 말란 말을 해주고 싶습니다.

## 밥을 한 번이라도
## 푹푹 떠먹어봤으면 싶어요

'저 토마토, 저걸 소금에 찍어서 한 번 먹어봤으면 좋겠다.' TV에서 토마토가 나오면 그런 생각이 들어요. 때로는 옛날에 즐겨 먹던 찌개도 먹고 싶고 그래요. 사실은 그런 생각이 한 번씩 드는 거지 특별히 먹고 싶은 건 없어요. 입맛이 돌아와서 밥을 푹푹 떠먹어봤으면 싶은 게 지금 심정이에요.

## 03 남아있는 사람과 누리지 못한 삶에 대한 애착과 준비

죽음을 수용한다고 말하는 환자들도 한편으로는 생에 대한 미련이나 남겨두고 가야 하는 가족에 대한 애착을 느낄 수밖에 없습니다. 자신이 떠난 뒤 남게 될 자녀들에 대한 걱정과 그들의 성장을 함께하지 못하는 데 대한 아쉬움 때문에 삶에 집착하는 경우가 많습니다. 때로는 이제야 발견하게 된 행복을 조금이라도 더 누리고 싶은 마음이 들기도 합니다. 그러면서도 지나온 삶을 정의하고 죽음을 받아들일 마음의 준비를 하게 됩니다.

☐ 남은 가족이 제일 마음에 걸린다.
☐ 내가 좋아하는 사람들과 조금 더 살고 싶다는 생각이 든다.
☐ 인생살이가 결코 길지 않다고 느껴졌다.
☐ 살아 나가서 낚시질도 다니고 그러고 싶다.

☐ 나이가 많을수록 더 살고 싶은 욕망이 있다.
☐ 단 하루라도 생명을 연장하고 싶지만, 더 이상 그걸 바라지는 않는다.
☐ 최선을 다해서 살았다는 것으로 만족한다.

## 딸을 어떻게 해줘야 하는데, 이젠 힘이 없네요

애가 하나밖에 없기 때문에 애만 어떻게 해주면 되는데, 지금 이러고 있으니까 아이도 좋은 길로 못 가요. 학교도 안 다녀요. 그걸 누구한테 하소연해야 될까요? 걔를 어떻게든 바로잡아줘야 되는데, 힘이 없어요. 내가 참 욕심도 많고 그런데 어느 날부턴가 모든 걸 잃어버렸어요. 애한테도 무슨 소리를 할 수가 없고, 눈도 잘 안 보이고……

## 마음에 걸리는 사람은 아들 하나예요

내 마음에 걸리는 사람은 아들 하나예요. 10년 전에, 아이가 초등학교 5학년 때 내가 죽을 것처럼 아픈 적이 있었어요. 그때 '우리 아이가 대학교 들어갈 나이가 될 때까지만 살았으면 좋겠다. 지금은 혼자 살기 어려우니까.' 그런 생각을 했죠. 그런데 말이 씨가 된 건지, 10년이 딱 되니까 또 아프네요. 설마 내가 암일 거라고는 생각도 안 했는데, 이렇게 된 거죠.

## 좋아하는 사람들과
## 조금 더 같이 살고 싶어요

몸이 좀 편해지면 '조금 더 살고 싶다.' 그런 생각을 해보기도 해요. 은인 중에 은인이신 그분하고 내 아이, 언니들이 곁에 있으니까 정말 행복해요. 얼마나 더 살 수 있을지는 몰라도 정말 행복한 마지막인 것 같아요. 그래서 요즘은 정성껏 돌봐준 언니들과 그분한테 미안해서 죽고 싶다는 말을 못 꺼내요. 그리고 행복한 이 느낌을 조금은 더 가져가고 싶다는 그런 욕심이 생겼어요. 지금 상태론 그래요. '슬프다.' 혹은 '내가 왜 암에 걸렸을까?' 그런 생각은 해본 적이 없어요.

## 길고 오래갈 줄 알았더니,
## 인생살이가 길지 않네요

'결코 인생살이가 길지 않다.'라는 게 느껴졌어요. 나는 참 길고 오래길 줄 알았거든요. 처음에는 '왜 내가 이런 병에 걸렸을까? 왜 하필 나만?' 이런 생각을 많이 했는데, 이제는 그런 것도 없어요. 그냥 오늘 반찬이 어떤 게 나올까 그거나 생각하지 다른 거 생각하면 골치가 아파서 안 돼요. 그런데 눈물이 왜 그렇게 나는지 모르겠어요. 마누라 앞에서는 한 번도 안 울어봤는데, 남모르게 울어요. 사소한 이야기를 듣다가도 울고, TV 보다가도 눈물을 흘리고 그래요. '아, 이렇게 살다가 가는구나.' 싶어요.

## 좀 더 살면서 낚시질도 다니고
## 그러고 싶어요

더 살고 싶네, 더 살고 싶어. 여기 나가서 낚시질도 다니고 그러고 싶어. 참 인생이 허무하네. 지금 같으면 죽을 것 같지 않아. 한 10년 더 살 것 같지. 그래서 가족들이 요즘 이상하게 등을 두들겨주고 그러는 건가?

## 나이가 많다고
## 일찍 죽으란 법 없죠

겪고 본 일에 대해서는 손해를 안 보잖아요. 모르니까 손해를 보는 거고. 맞죠? 이만큼 살면서 많이 겪어봤으니까 한 가지라도 더 고쳐서 건강해지고 좀 더 오래 살고 싶어요. 나이가 많다고 일찍 죽으란 법 없죠. 오히려 나이가 많을수록 더 살고 싶은 그런 욕망이 있거든요. 어느 정도 살았다 싶은 순간부터 더 살고 싶어지는 거죠.

## 더 이상 생명을
## 연장하고 싶은 마음은 없어요

몸이 감당할 수 없을 정도로 피곤해요. 말기 암 환자들이 대부분 그렇겠지만, 이렇게 된 마당에 뭘 더 바라겠습니까? 단 하루라도 더 생명을 연장했으면 하는 마음뿐이겠죠. 나 역시 그랬어요. 그런데 이제는 더 이상 그걸 바라고 싶은 생각이 없습니다.

## 최선을 다해서
## 살았다는 것으로 만족해요

이제 나한테 주어진 시간이 별로 없네요. 여기서 돌아봤을 때 '그래도 최선을 다해서 살았다.' 그걸로 그냥 만족하고 싶어요. 남편도 억울하다고 그러고 시누이도 억울하다고 말하지만, 정작 나는 억울하지가 않아요. 내 나름대로는 최선을 다해 살았기 때문에 아쉬움이라든가 이런 게 없거든요. 굳이 따진다면 아이들한테 엄마의 빈자리를 남겨놓고 간다는 것, 그리고 남편한테 아내의 빈자리를 남겨놓고 간다는 게 아쉽다면 아쉬운 거죠. 그리고 부모한테 어쩔 수 없는 불효를 저지른다는 게 미안하고 아쉽네요.

**호스피스 전문가의 FAQ**

## 호스피스·완화의료의 활성화를 위해 어떤 노력이 필요할까요?

우리나라 경제는 이미 상당 수준으로 발전했습니다. 이에 따라 삶의 질도 그만큼 발전이 되어야 하지만 임종과 관련된 죽음의 질은 상당히 낮은 것으로 평가되고 있습니다. 특히 마약성 진통제 사용량은 OECD 국가들 중에서 최하위로 나타나고 있습니다. 그만큼 죽음을 준비하는 과정이 상당히 부족한 것이 사실입니다.

정부에 바라는 것은 호스피스·완화의료 제도가 정착될 수 있도록, 즉 모든 국민들이 마지막 순간을 편안하게 맞이할 수 있도록 법적·행정적인 뒷받침이 필요하다는 것입니다. 실제로 무의미한 죽음을 막기 위해 말기 암 환자에게서 인공호흡기를 떼어낸 것이 안락사로 오해를 받고, 의료분쟁으로 이어진 사례도 있습니다. 이런 사태를 막기 위해서는 제도적, 법적으로 보완이 되어야 합니다.

지금은 암 환자에게만 호스피스·완화의료를 제공하고 있지만, 궁극적으로는 모든 말기 질환자가 이 서비스를 받아야 합니다. 특히 완치가 되지 않는 에이즈나 루게릭병과 같은 만성질환도 서비스 혜택이 주어져야 합니다. 완치가 되지 않은 채 제법 긴 기간 동안 고통을 받아야 하기 때문에 이 기간 동안의 삶의 질이 굉장히 중요합니다.

또한 호스피스·완화의료 분야의 전문가들을 많이 양성해야 합니다. 의사와 간호사, 사회복지사와 전문가들이 함께 발전을 이루어야 보다 더 많은 말기 질환자들이 인간으로서의 존엄성을 지키며 편안한 임종을 맞이할 수 있게 될 것입니다.

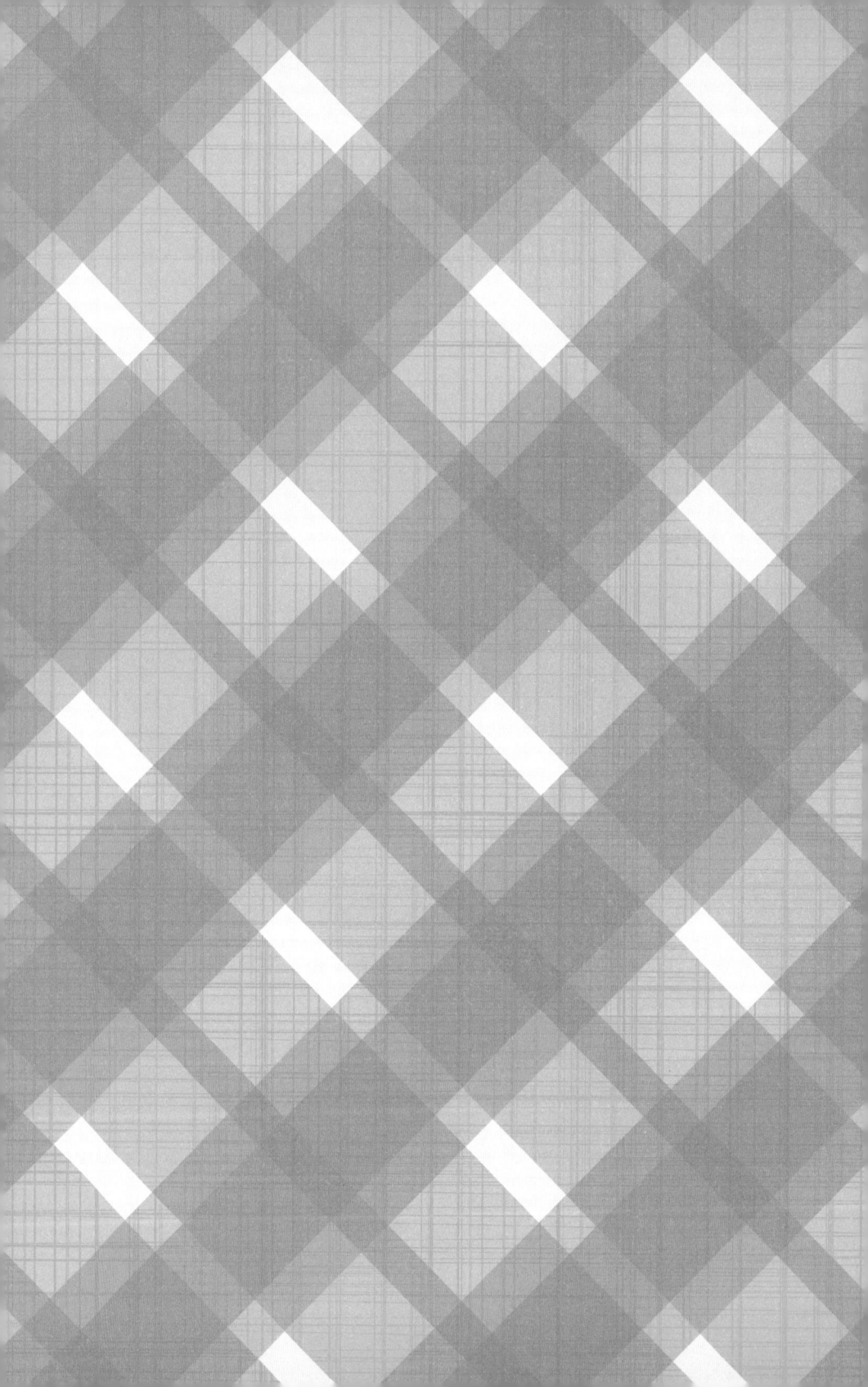

CHAPTER
04

# 아름다운 마무리를 꿈꾸다

## 01 죽음을 받아들이는 태도

말기 환자들은 신체적 고통에 대한 두려움뿐 아니라 육신의 상실에 대한 허망함 그리고 사랑하는 사람과의 이별 등으로 인해 괴로움을 느낍니다. 대부분의 환자들은 죽음을 긍정적으로 받아들이지만, 어쩔 수 없이 받아들이는 경우도 없지 않습니다.

사후 세계를 확신하는 환자들은 마지막에 대한 고통과 두려움을 극복하며 희망을 봅니다. 어떤 환자들은 죽음 후의 삶, 즉 사후세계에 대한 믿음 덕분에 두려움 없이 죽음에 직면할 수 있다고 말합니다.

또한 죽음은 곧 탄생과 소멸이라는 자연의 법칙이자 자연스러운 과정이므로 수용해야 한다고 말하는 환자도 있고, 혼자 떠나는 길이므로 외롭고 슬프기는 하지만 그대로 받아들여야 한다고 말하는 환자도 있습니다. 반면에 더 이상 사는 것이 아무런 의미가 없으므로 고통 없이 빨리 끝났으면 좋겠다고 말하는 경우도 있습니다.

- ☐ 이 몸 버리고 다시 건강한 몸 받아서 살기를 바란다.
- ☐ 죽음에 대한 두려움 같은 게 전혀 없다.
- ☐ 죽음은 내 세대가 가고 새로운 세대가 올라오는 것이다.
- ☐ 어차피 가야 할 길, 그냥 묵묵히 따라갈 따름이다.
- ☐ 혼자만 가야 해서 슬프긴 하지만 받아들여야 할 것 같다.
- ☐ 아프지 않고 빨리 죽었으면 좋겠다.

## 다시 건강한 몸 받아서 살기를 바랄 뿐이죠

내가 전생에 죄를 많이 지었으니까 이런 몸을 받은 거예요. 전생에 죄가 없이 복을 지어놓고, 덕을 많이 쌓아났더라면 이런 몸을 안 받았겠죠. 전생이 아니더라도 이렇게 맨날 아프고 그러니까 나도 모르게 죄를 많이 지었을 거예요. 입으로도 짓고, 몸으로도 짓고, 마음으로도 짓고. 그래서 "전생의 업으로 인한 죄는 전부 다 이 금생에서 소멸시키시고, 내생에는 건강한 몸을 받아서 어린 시절부터 부처님께 출가하여, 기도 열심히 하고 수행전진해서 모든 중생들을 제도시킬 수 있도록 해주세요." 하고 기도했어요.

이렇게 운동을 하고 있으면 무슨 병이냐고 사람들이 물어요. 그래서 암이라고 하면 무섭지 않느냐고 또 물어요. 그럴 때마다 "무섭긴 뭐가 무서워요. 나이가 칠십에 둘이나 되는데, 죽을 때 됐으면 죽어야 딴 사람이 또 자꾸 살아나죠." 그렇게 대답해요. 내가 더 살아갈 생명으로 젊은 애들 낫게 해줄 수 있으면, 그걸로 만족한다고 그러죠.

## 나는 죽음에 대해서 두려움이 전혀 없어요

나는 죽음에 대한 두려움 이런 게 전혀 없어요. 천국이라면 정말 좋은 곳이잖아요. 그런 좋은 곳에 가는데 두려워할 이유도 없고, 피할 이유도 없죠. 만일 내가 가는 데가 고통스럽고 그렇다면 얼마나 무섭겠어요? 근데 그런 생각이 눈곱만큼도 안 들어요.

## 어차피 죽음이 있어야 탄생이 있는 것 아닙니까?

요즘 묵주기도 드리는 법 배우고 있어요. 사도신경에 보면 "몸의 부활과 영생을 믿습니다."라고 되어 있는데, 아직 그렇게까지 믿음이 깊진 못해요. 물론 그렇게 될 수 있으면 좋죠. 하여튼 죽음이라는 것은 내 세대가 가고 새로운 세대가 올라오는 거예요. 죽음이 있어야 탄생이 있는 거고, 그게 바로 지구가 만들어지는 과정 아닙니까? 그렇게 젊은 사람들이 커 나가면서 세상을 발전시키는 거고. 그게 가장 순리적인 자연의 원칙이겠죠. 그러니까 피하려고 하면 안 돼요. 한편으로 나는 복이 많은 사람이라고 생각해요. '어떤 사람은 밥 잘 먹고 나갔다가 사고가 나서 식구들하고 말 한 마디 못해보고 죽는데, 이렇게 사랑을 많이 받고 보호를 받다가 가니 얼마나 복이 많은가.' 그렇게 생각하는 거죠.

## 가야 되면 가고, 와야 되면 오는 거고 그렇죠

잠시 왔다 가는 게 인생이에요. 가는 것도 모르고 오는 것도 모르고 세상천지 체면도 다 벗어놓고 조용히 가야 되면 가고, 와야 되면 오는 거죠. 죽는다는 게 왜 안 슬프겠어요? 마지막인데. 하지만 인명은 재천이라, 가는 건 누구도 못 말리잖아요. 이 길은 천하장사도 못 막아요. 항우 장사가 아무리 세다 해도 안 돼요.

## 한 번 가면 가는 거지 도로 일어날 수는 없잖아요

죽음에 대해 아무도 몰래, 바깥사람도 몰래 혼자 생각해봤어요. 나는 깨끗이 가는 게 좋다, 그렇게 생각해요. 사람 욕심이라는 게 한이 없지만 그래도 한계가 있지 않습니까? 한 번 가면 가는 것이지 도로 일어날 수는 없잖아요. 그래서 나는 사는 날까지 살다가 죽을 날이 되면 하는 수 없이 죽는 거다, 그렇게 생각하고 있어요.

## 언젠가 가야 할 길
## 묵묵히 따라갈 따름입니다

먼 지평선을 걸어가다가 조그만 보따리 하나 내려놓는 그런 기분이 드네요. 한편으로는 애환이라고 할까? 뭔가 마음 한구석에서 불끈대고, 한쪽 마음속에서는 '네가 인생을 잘 살았느냐, 못 살았느냐? 네가 나쁜 짓을 했느냐, 안 했느냐?' 그런 것이 피어났다 사라지곤 해요.

이런 생각 저런 생각, 죽음에 대한 생각을 많이 해봤죠. 죽음의 문턱에 서 있어 보니까 어느 때는 쓸쓸하고 어느 때는 '혼자 가는 길이었구나.' 하는 생각이 들어요. 하느님이든 부처님이든 인간의 목숨을 오래오래 연장시켜주는 뭔가 확실한 것도 없이 무조건 믿으라고만 하니 무엇을 보고 무엇을 믿겠습니까.

이제 황혼 길에서 내 인생을 생각해보니 잘난 것도 없고, 잘못한 것도 없어요. 가끔은 죽음 이후의 세상이 있다면 나는 어디로 가게 될까? 그런 생각도 해요. 죽음이라는 게 이 세상에서 없어졌으면 좋겠는데, 없어지지 않으니 가야 할 길 그냥 묵묵히 따라갈 따름입니다.

## 혼자만 가야 해서
## 슬프긴 하지만 받아들여야죠

죽음, 죽음을 어떻게 생각하느냐……. 그런 건 생각을 안 해봤는데, 그냥 받아들여야 할 것 같아요. 가족이 같이 가는 것도 아니고,

나 혼자만 가야 하니까 좀 슬프긴 할 것 같네요. 겪어보진 않았지만, 내 나름대로 멋지진 않아도 떳떳하게 살았고, 열심히 살았으니까 좋게 받아들여야죠. 그래야 할 것 같아요. 만약 죽음이 내 앞에 닥친다면 가족들에게 좋게 해서 이별을 해야 할 것 같아요.

### 아프지 않고 빨리 죽었으면 좋겠다는 생각밖에 없어요

죽음이라는 게 두렵진 않아요. 그냥 '아프지 않고 빨리 죽었으면 좋겠다.' 생각해요. 나이 여든이면 다 산 거나 마찬가지 아니에요? 지금 나아서 사회 나와봐야 할 게 뭐 있어요? 인생 살 만큼 살았고, 딴 거 없어요. 자식들한테 부담 주는 거 그게 좀 안타깝지만, 그것도 어쩔 수 없죠 뭐.

## 02 죽음을 맞이하기 위한 준비

말기 환자들은 죽음을 예견하면서 실질적인 준비에 들어갑니다. 임종 장소와 매장 방법, 장례 절차, 재산 문제 등에 대해 서류를 정리하거나 유언을 남기기도 합니다.

환자들은 대개 편안하고 안락하며 낯설지 않은 자신의 집에서 임종하기를 원하지만 가족들에게 부담을 주는 것이 싫어서 병원을 선택하는 경우가 많습니다. 호스피스 병동에 익숙해진 환자의 경우에는 호스피스 병동에서 마지막을 보내기를 원하는 경우도 있습니다.

장례의 형식에 대해서는 대부분의 환자들이 화장을 원하지만, 매장을 원하는 경우도 있습니다. 또한 환자들은 유서의 중요성을 인식하지만 유서를 작성하는 데에는 심리적, 절차상의 어려움이 있다고 말합니다(151쪽 '가족에게 전하고 싶은 말, 유언' 참조).

☐ 나는 집에서 마지막을 맞고 싶다.

☐ 집보다 병원에서 임종하는 게 좋을 것 같다.

☐ 병원은 의사 선생님이 계시니까 안정감이 있다.

☐ 호스피스 병동에서 참선하는 자세로 죽고 싶다.

☐ 화장해서 깨끗한 산이나 물에 뿌려줬으면 좋겠다.

☐ 화장할 때 너무 뜨겁지 않게 온도를 잘 좀 맞춰줬으면 좋겠다.

☐ 조그마한 묘에다 비석 하나 세우고 이름이나 쓰면 된다.

☐ 제일 좋았던 시절의 예쁜 사진으로 영정사진을 만들었으면 한다.

☐ 가족에게 재산을 잘 정리해줬다.

☐ 항생제도 투여하지 말고 영양제도 하지 말라고 했다.

## 나는 집에서 떠나고 싶어요

장소가 집이었으면 좋겠어요. 요즘은 거의 병원에서 임종을 하는데, 나는 집에서 하고 싶어요. 그래도 내 뜻과 다르게 아마 병원에서 가지 않을까 싶네요.

## 집에서 예배를 드리다가 갔으면 좋겠어요

나는 집에서 예배를 드리다가, 찬송 부르면서 정말 환하게 웃으면서 갔으면 좋겠어요. 가족들하고 목사님하고 다 모여서 예배드리면서. 그러면 정말 좋을 것 같아요.

## 난 집에서보다 병원에서 임종하는 게 좋을 것 같아요

난 집에서보다 병원에서 임종을 맞이하는 게 좋을 것 같아요. 물론 어느 병원이라고 할 수는 없죠. 어느 병원이든 다니다가 거기서 당하면 되는 거죠 뭐.

## 병원은 의사 선생님이 계시니까 안정감이 있더라고요

먼저 간 사람들 보면, 병원에서 선생님 왔다 갔다 하고 그러는 게 안정감이 있더라고요. 집에다 내팽개쳐놓으면 좀 그래요. 그래서 난 병원에서 죽는 걸 원하죠. 두 번째는 매장 말고 화장을 해달라는 거예요. 암 환자 묻어놓으면 뭐하겠어요?

## 참선하는 자세로 관세음보살님 찾으면서 죽고 싶어요

나는 아픈 게 싫어요. 그냥 여기 호스피스 병동에서 참선하는 자세로 앉아서 관세음보살님을 찾으면서 죽고 싶다는 게 내 바람이에요. 그게 가능할지 안 할지는 모르겠어요. 마음이 그렇다는 거죠. 어쨌든 이곳에서 가지 않을까 생각해요.

### 묘 쓰지 말고 화장해서
### 산이나 물에 뿌려줘요

내가 죽거든 묘도 쓰지 말고 화장해서 깨끗한 산이나 물에 갖다 뿌려달라고 했어요. 아직 우리 정서에는 유교 사상이 남아있잖아요. 하지만 내가 보니까 묘소를 쓰는 게 불편한 점이 한두 가지가 아니에요. 관리하는 것도 그렇고. 특히 처자식들이 과연 내 묘소를 보존, 관리해줄 것인지, 기일에 누가 '오늘 큰아버지 제사인데' 하면서 밥이라도 떠놓을 것인지 모르잖아요. 지금까지 봐도 그게 100퍼센트 이뤄진 집이 없어요. 화장해서 깨끗하게 뿌려달라고 하는 이유도 바로 그런 것 때문입니다.

### 화장해서 날리거나
### 납골당 같은 데 넣어주길 바라죠

장례는 솔직히 나한테 큰 의미가 없어요. 옛날부터 '묘지는 다 없어졌으면 좋겠다.' 이런 생각을 했죠. 산을 다 망쳐버리니까요. 화장해서 날리거나 납골당 이런 데다 넣어줘도 좋아요. 엄마 계신 조치원 쪽 납골당도 괜찮겠네요.

### 화장할 때 너무 뜨겁지 않게
### 온도 좀 잘 맞춰줘요

'내가 없으면 가족들이 고생을 하지 않을까?' 그게 제일 걱정이었어요. 내가 여태까지 노력한 게 전부 가족을 위한 것이었잖아요.

그나마 문제가 잘 해결돼서 이제는 손을 놓고 가도 걱정이 없을 것 같아요. 내가 농담을 좋아해요. 그래서 누나한테도 "나 화장할 때 너무 뜨겁지 않게 온도 좀 잘 맞춰줘." 그래요. 두려움을 가지면 더 두려울 테니까 그냥 농담으로 넘기고 그래요.

### 조그마한 묘에다 비석 하나 세우고 이름 정도 쓰면 돼요

요즘은 거의 다 화장을 하는 것 같은데, 나는 예전부터 화장을 싫어했어요. 묘를 조그맣게 만들어서 관 집어넣고 100~150센티미터 정도 돌멩이 하나 세워주면 돼요. 거기다 '유인 경기 이공' 어쩌고 이름만 새기면 되는 거죠. 내 아들이 누구고 딸이 누구다 하는 것도 뒤에 써주고.

### 제일 좋았던 시절, 제일 예쁜 사진으로 영정사진을 해주세요

남편한테 영정사진 얘기를 했어요. 영정사진을 찍어야지, 찍어야지 하다가 시기를 놓쳤거든요. 지금 이 모습으로는 찍고 싶지 않아요. 그래서 내가 제일 좋았던 시절의 사진 중에서 제일 예쁜 걸로 영정사진을 만들어달라고 했어요. 내가 어린이집 다닐 때는 늘 웃었거든요. 그래서 그때 사진 중에서 하나 골라달라고 했어요.

## 재산 문제에 대해서
## 마음을 비우니까 편해요

처음에는 '내가 없으면 저 사람들이 재산을 어떻게 처리할까?' 하는 걱정이 많았죠. 고생을 안 하고들 살아서 그게 오히려 걱정인 거예요. 고생을 좀 해봤으면 걱정을 안 할 텐데 '돈을 줘도 쓸모없는 돈이 되지 않을까?' 이런 생각도 들고 그랬죠. 근데 이제는 마음을 비웠어요. 남은 사람들이 여기 살면서 남은 시간 동안 잘 지낼 수 있도록 준비해주고 가는 것만 해도 얼마나 큰 복이에요? 그러니까 병에 걸렸다고 너무 슬퍼하거나 그러지 말자고 생각하고 있어요.

## 가족들에게
## 재산을 잘 정리해줬어요

우체국 옆에 있는 집은 마누라 앞으로 해줬어요. 돈 얼마 있는 거는 큰딸하고 마누라 앞으로 했고요. 금융소득이라도 좀 보라고……. 작은딸은 왜 안 해줬나 하면, 옷장사 시작할 때 6,000만 원을 줬거든요. 그때 "이게 네 시집 밑천이다. 시집갈 때 손 벌리지 마라." 그랬어요. 그런데 갈 시간이 다가오니까 좀 미안해지네요. 어쨌든 정리를 해놓고 갈 거예요.

## 03 가족에게 전하고 싶은 말, 유언

많은 환자들이 마지막으로 가족에게 전하고 싶은 말을 남겼습니다. 특히 유언을 글로 남기고 싶은 마음은 있었지만 자신이 없어서 미루고 있던 환자들은 질병체험이야기 연구팀과의 인터뷰를 통해 유언을 남길 수 있어서 기쁘고 다행이라고 말했습니다. 어떤 환자는 유언장이 삶의 마지막임을 확인시켜주는 것 같아서 펜을 들지 못했다고 말합니다.

말이나 글로 전하고 싶었지만 그동안 용기를 내지 못하고 망설였던 많은 환자들이 가족에게 하고 싶은 이야기를 인터뷰 속에 남겼습니다.

많은 환자들이 자신에게 가족이 얼마나 큰 의미였는지 이야기하고, 자신이 없더라도 잘살아가기를 당부하였습니다. 또, 자녀와의 옛날 관계를 돌아보며 미안함을 표하기도 했고, 남기고 싶은 말을 유언으로 작성하지 못하는 상황에 대해 설명하기도 했습니다.

- ☐ 마음 꿋꿋이 먹고 웃으면서 열심히 살았으면 좋겠다.
- ☐ 낳아서 키워주고, 치료도 받게 해주신 부모님께 감사드린다.
- ☐ 아들은 좋은 배필 만나고 남편은 외롭지 않게 살았으면 좋겠다.
- ☐ 우리 아들이 마음공부하면서 강한 사람이 됐으면 좋겠다.
- ☐ 열심히 부처님 믿고 형제간에 화목하고 우애 있게 살았으면 한다.
- ☐ 나보다 괜찮은 남자 만나서 고달프지 않게 살기 바란다.
- ☐ 아이들이 어린 시절 내게 받은 상처를 다 극복했으면 좋겠다.
- ☐ 아빠 삶이 얼마 안 남은 것 같다고 생각할 것 같아서 유언장을 안 썼다.
- ☐ 쓰고는 싶은데 글재주가 없어서 못 썼다.

## 하면 된다, 그런 마음을 먹고 열심히 살아라

아빠가 이렇게 됐으니, 애들한테 참 미안한 일이죠. 그래도 애들한테 하고 싶은 얘기는 '열심히 하면 된다. 꿋꿋한 마음으로 웃으면서 열심히 살아라.' 그거예요. 너무 아빠한테만 치우치지 말고. 그런데 애들이 이상하게 생각할까 봐 그런 말을 쉽게 못하겠어요. '아빠가 돌아가시려고 저러나.' 그럴까 봐서.

아직 애들한테 내 얘기를 진지하게 안 해봤어요. 만일 그런 기회가 온다면 우울한 얘기는 빼고 "한 번 주어진 삶, 멋지게 살아라. 어려움 같은 거 생각하지 말고, 한창때니까 하고 싶은 대로 살아봐라." 그러고 싶네요. 그래서 그런지 아직 우리 아이들은 비교적 밝은 편이에요.

## 치료까지 받게 해주시니
## 저를 두 번 낳아주신 거나 마찬가지죠

"부모님이 저를 낳아서 이 땅에 태어나게 해주셨는데, 이제 저를 또 한 번 낳으신 거예요. 어머니, 아버지가 그만큼 여유도 되고 환경도 좀 되니까 그럴 수 있는 거지만, 어쨌든 저를 이렇게 치료받게 해주셔서 정말 감사해요. 만일 제가 이렇게 치료를 못 받았다면 벌써 이 세상에 없을 수도 있잖아요? 그러니까 저를 두 번 낳아주신 거나 마찬가지죠. 이 나이 먹도록 아직 부모님의 도움을 받고 있으니 죄송하기도 하고……."

빨리 건강해져서 부모님에게 효도할 수 있는 기회가 왔으면 좋겠어요.

## 남편이 외롭지 않게
## 살았으면 좋겠어요

아들은 좋은 배필 만나서 빨리 결혼했으면 좋겠고, 남편은 외롭지 않게 살았으면 좋겠어요. 정말 남편을 사랑해줄 수 있는 다른 배우자를 만났으면 해요. 그동안 날 병간호하느라 고생했으니까 그 사람도 자기 인생을 한번 살아봐야죠. 그것밖에 없어요.

## 우리 아들이
## 강한 사람이 되어줬으면 해요

딴 건 다 괜찮은데, 아직 어린 우리 아들이 굳세게 마음공부하면서 강한 사람이 되어주는 거, 그거 하나밖에 바라는 게 없어요. 그리고 주위 사람들한테 사랑받으면서 오래오래 살 수 있으면 좋겠네요. 어려운 일 생기면 스님 찾아가서 상의하고, 명절에는 이모들 집으로 찾아가고, 힘든 일 생기면 사촌 형들하고 상의하고……. 그리고 엄마가 사랑한다는 것, 그것만은 가슴 깊이 새겨야죠.

## 부처님 믿고 형제간에 화목하고
## 우애 있게 살았으면 해요

우애 좋고 형제간에 화목하고 그렇게 살았으면 좋겠어요. 그리고 열심히 부처님 믿고. 지금은 내가 절에 다니니까 초파일 같은 때 따라와서 절이나 하고 가면 그만이었죠. 하지만 앞으로 내가 없어도 열심히 부처님 믿으면서 기도하는 마음으로 조금 손해를 보더라도 욕심내지 말고 살았으면 좋겠어요.

## 나보다 괜찮은 남자와 재혼해서
## 고달프지 않게 살기 바랍니다

'내가 죽고 나서 아내 혼자 인생을 살아가려면 너무 고달프지 않을까?' 하는 생각을 해요. 그래서 나보다 괜찮은 남자가 있다면 재혼을 해도 괜찮다고 생각해요. 그래도 지금은 지금대로 즐겁게 살라고 하는 것이 내 바람입니다.

## 아이들이 어렸을 때 제게 받은 상처를 이겼으면 좋겠어요

너무 무식한 엄마라 내 방식대로 하다 보니까 아이들이 어렸을 때 상처를 너무 많이 주었어요. 그게 제일 미안해요. 나는 훌륭한 엄마, 좋은 엄마, 아이들한테 인정받는 엄마가 되고 싶었는데, 그 방법도 모르고 사랑하는 방법도 몰랐던 거죠. 아이들이 어렸을 때 받은 상처를 다 극복하고, 혹시 무의식 속에 그 상처가 있다면 그것까지 다 이겨냈으면 좋겠어요. 그래서 내가 간 다음에 우리 아이들이 자책하지 말고, 후회하지 말고 누구 앞에서도 떳떳하고 당당하고 씩씩하게 최선을 다해 살았으면 해요.

남편도 조금만 더 융통성 있게, 지혜롭게 사람들하고 어울려서 잘 지냈으면 좋겠어요. 남편이 조금 성격이 모나긴 하지만 시댁 식구들이 조금만 더 이해해주고 안아줄 수 없을까요? 그리고 내 동생한테는 맏이로서 짊어져야 될 짐을 넘겨주고 가는 게 미안하지만 형부하고 조카들 좀 잘 돌봐주었으면 하는 마음이에요.

## 지금보다 상태가
## 더 안 좋아지면 쓸 거예요

이제 마지막이잖아요. 건강한 삶을 살 때는 솔직히 그런 게 필요 없죠. 말로 하면 되니까. 하지만 이렇게 되었으니까 편지를 써서 줘야죠. 그런데 아직은 그런 편지를 건네주면 아이들한테 안 좋을 것 같아요. 애들은 그걸 유언으로 생각할 거잖아요. 애들이 '이제 정말 아빠가 얼마 안 남은 것 같다.' 이렇게 생각해버릴 것 같아서 아직은 생각 안 하고 있어요. 지금보다 상태가 더 안 좋아지면, 그때는 병실에서든 집에서든 분명히 쓸 거예요.

## 애들에게 글을 쓰고 싶은데
## 글재주가 없어서 안 써지네요

글을 꼭 쓰고 싶은데, 막상 쓰려면 글재주가 없어서 써지지가 않더라고요. 우리 애들한테 미안한 게 너무 많아요. 내 딴에는 사랑인 줄 알았는데, 알고 보니까 애들한테는 고통이었더라고요. 나중에 내가 대학교에 가서 공부를 해보니까 무식한 엄마가 제 입장만 생각했다는 걸 알게 된 거죠. 그런 마음들을 글로 남기고 싶어요.

애들한테 미안한 감정, 정말 아이들을 사랑했지만 그 방법을 몰라서 힘들게 했다는 걸 알리고 싶은데, 막상 글을 쓰려고 하면 아무 생각이 안 나는 거예요. 그게 너무 아쉬워요.

## 질병체험이야기 연구가 있어서 정말 고마웠어요

이런 프로그램이 있어서 정말 고마웠어요. 만약 호스피스라는 데를 안 왔으면 이런 프로그램이 있는지도 몰랐을 거고, 이런 얘기를 할 수도 없었겠죠. 마음속으로 제가 하고 싶었던 걸 다 이뤄주는 것 같아요. 그것도 하나님의 은혜겠죠. 사실은 편지도 몇 번 시도했어요. 근데 몇 글자 쓰면 쓸 말이 없더라고요. 글재주가 없으니까. 이런 연구가 좀 더 활성화됐으면 좋겠어요.

# 04 말기 환자가
다른 말기 환자에게

    말기 환자들은 자신의 투병 경험을 바탕으로 다른 환자들에게 다양한 조언을 해주었습니다. 정신적인 측면의 조언도 있었고, 실질적인 측면에서 필요한 사항을 이야기하기도 했습니다. 물론 조언의 효과는 각 환자마다 다르게 나타날 수 있을 것입니다.

    많은 환자들은 모든 것이 마음에 달렸으니 스스로 마음을 다스리라고 권했습니다. 특히 용기와 희망을 잃지 말고 끝까지 견디기를 기원했습니다. 어떤 환자는 종교에 의지하면서 신을 믿으라고 조언했고, 다가오는 죽음에 끌려 다니지 말고 생의 마지막을 스스로 선택하여 맞이하라는 조언을 한 환자도 있습니다. 또한 진통제를 규칙적으로 복용해서 통증을 줄이는 것이 좋다는 실질적인 조언을 한 환자도 있습니다.

- ☐ 죽음을 안고 사는 사람으로서 조급하지 않았으면 좋겠다.
- ☐ 남의 말만 듣지 말고 스스로 용기를 내라.
- ☐ 늘 기도하면서 하나님을 믿어라.
- ☐ 죽음을 스스로 선택해서 맞이하는 게 더 낫다고 생각한다.
- ☐ 진통제를 제대로 먹으면 진통도 없고 고통도 없다.

## 죽음을 안고 사는 사람으로서 조급하지 않았으면 좋겠어요

어떤 병을 앓고 있든 죽음을 안고 사는 사람으로서, 생각이 조급하지 않았으면 좋겠어요. 누구나 다 자기중심적으로 생각하겠지만, 어떤 사람들은 너무 방방 뛰고 그러더라고요. 그런데 아프면 누가 도와줄 사람이 있나요? 그냥 주사나 한 방 놓고 약이나 주고 하잖아요. 종교인이나 내 가족이 아니면 마음까지 치료를 해줄 사람은 없죠. 그러니까 그냥 그대로 받아들이고 침착하고 점잖았으면 좋겠어요. 죽음 앞에 점잖이 뭐 필요가 있겠습니까만, 그래도 좀 점잖았으면 좋겠어요.

## 남의 말만 듣지 말고 스스로 용기를 내세요

이 사람, 저 사람 얘기 듣지 말고 꾸준히 운동하면서 맛이 없어도 맛있게 먹고 '나는 살 수 있다.' 그렇게 용기를 내라 그거예요. 나도 똥오줌 싸고 남한테 피해도 많이 입혔어요. 윗배가 산처럼 되어서 밥도 못 먹고 그럴 때, 남한테 피해 안 주려고 피해 다녔죠. 하지만 그러면 안 돼요. 그러면 절대로 병 못 고쳐요. 남 피하지 말고 용기를 내서 뭐든지 해야 돼요.

## 믿음이 있으면 좋아요. 늘 기도하면서 하나님을 믿으세요

믿음이 있으면 좋아요. 하나님을 믿고 늘 기도하면서 마음을 좋게 먹으니까 조금 낫더라 이 말입니다. 내가 병을 고쳐서 나간대도 마찬가지 기쁨이 오겠죠. 늘 괴롭고, 늘 슬프고, 나는 죽을 거다 그런 말을 열두 번도 더하고, 그러면 안 됩니다. '나는 산다.' 하는 의욕이 있어야 하나님이 날 살려주십니다. 이것이 바로 믿음입니다. 믿음 있는 사람하고 없는 사람하고 차이가 많이 납니다.

## 예수 믿는 걸 권하고 싶어요

중한 병이건 가벼운 병이건 간에 마음의 평정심을 잃지 않는 것이 중요하더라고요. 물론 내 마음대로 되는 것은 아니죠. 그렇기 때문에 나는 예수 믿는 걸 권하고 싶어요. 나 개인적으로 하나님을 믿으면서 평안함을 얻었기 때문에 옆에 뭐가 있어도 전혀 두렵지가 않더라고요.

## 차라리 내가 선택해서
## 죽음을 맞이하는 게 낫지 않을까요?

많은 항암 환자들을 봤는데, 병원에서 그만하라고 할 때까지 항암을 하더라고요. 나는 그러고 싶지 않아요. "이제는 더 해드릴 게 없습니다. 호스피스 병동으로 가세요." 하기 전에 내가 주관적으로 판단해서 먼저 준비를 했으면 좋겠어요. 죽음의 고통은 언젠가는 부딪혀야 할 부분이잖아요. 그걸 무서워하고 피하다가 마지못해서 받아들이는 것보다는 내가 선택해서 맞이하는 게 조금 더 낫지 않을까요?

## 진통제를 때 맞춰서 먹으면
## 진통도 없고 고통도 없어요

진통제를 잊어버리고 안 먹으면 진통이 오지만 미리 챙겨 먹으면 진통도 없고, 고통을 받는 일도 없어요. 그러니까 암 환자들이라도 진통제를 때 맞춰서 먹고 고통 없이 살았으면 좋겠어요. 어차피 병에 걸린 이상 아무 때 죽어도 죽을 거 아니에요? 그러니까 '아이고, 죽으면 어떡하나?' 그런 생각하지 말고 편안한 마음으로 헌 옷 벗고 새 옷 입는다 생각했으면 좋겠어요. 병에 찌든 몸을 버리고 극락세계든 천당이든 찬싱세세는 가서 건강한 몸을 받아 다시 인간으로 태어나는 거죠.

### 도움을 준 기관들

- 가톨릭대학교 서울성모병원 호스피스 완화의료센터
- 가천대 길병원 완화의료센터
- 고려대학교 구로병원 호스피스 완화의료센터
- 사랑의호스피스평안의집
- 서울특별시 북부병원 호스피스 완화의료팀
- 선린병원 호스피스 완화의료센터
- 원자력병원
- 중앙보훈병원 호스피스 완화의료팀
- 천주의성요한병원 호스피스 완화의료센터
- 충남대학교병원 호스피스 완화의료센터